KLAUS BERNHARDT

Der KI-Therapeut

KLAUS BERNHARDT

DER KI-THERAPEUT

Psychische Probleme mit künstlicher Intelligenz überwinden – KI-Tools als erste Hilfe für Betroffene

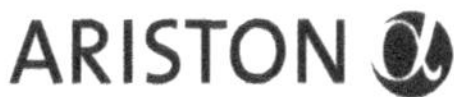

Bibliografische Information der Deutschen Bibliothek
Die Deutsche Bibliothek verzeichnet diese Publikation in der Deutschen Nationalbibliografie; detaillierte bibliografische Daten sind im Internet unter www.dnb.de abrufbar.

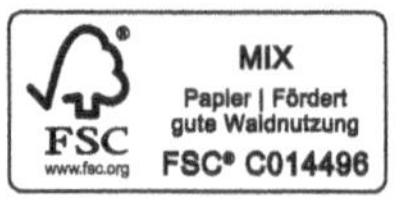

Penguin Random House Verlagsgruppe FSC® N001967

Redaktion: Evelyn Boos-Körner
Umschlaggestaltung: wilhelm typo grafisch, Zürich,
unter Verwendung eines Motivs von BAIVECTOR / Shutterstock.com
Satz: Satzwerk Huber, Germering
Druck und Bindung: GGP Media GmbH, Pößneck
Printed in Germany
ISBN: 978-3-424-20302-8

Ich widme dieses Buch meinem Literaturagenten Lars Schultze-Kossack, der uns am 3. April 2024 im Alter von 49 Jahren viel zu früh verlassen hat.

Er hinterlässt nicht nur ein großes Loch in der Literaturlandschaft, sondern auch in den Herzen all jener, die ihn kennenlernen durften.

Inhalt

Vorwort

An künstlicher Intelligenz, kurz KI, kommt inzwischen kaum noch jemand vorbei. Diskussionen darüber, ob und wie ChatGPT, Gemini, Copilot, Mistral, Perplexity, Claude und viele andere KI-Systeme unser Leben grundlegend verändern, finden sich in nahezu allen Medien. Dabei ist der Diskurs vor allem eines: angstbesetzt. Die wenigen Stimmen, die der ganzen Entwicklung auch Positives abgewinnen können, wirken im großen Chor der Untergangspropheten eher verloren. Dabei sind einige Vorteile der neuen Technologie unübersehbar, sobald man es wagt, gesellschaftlich über Jahrhunderte gewachsene Strukturen zu hinterfragen und auf den Prüfstand zu stellen.

Doch bevor wir mit diesem Buch tiefer in die schier unglaublichen Möglichkeiten eintauchen, die künstliche Intelligenz bereits jetzt, bei Erscheinen dieses Buches 2024, zu bieten hat, möchte auch ich ein paar Worte zu den Gefahren voranstellen, die ebenfalls im Hintergrund lauern. Dazu ist es wichtig zu wissen, dass es »die KI« eigentlich noch gar nicht gibt. Jene Entwicklungsstufen der künstlichen Intelligenz, die uns in Science-Fiction-Klassikern wie *2001 – Odyssee im Weltraum*, *Terminator* oder *Matrix* einen kalten Schauer über den Rücken jagen, nennen sich nämlich AGI oder ASI. Noch sind wir ein paar Jahre von dieser Form der KI entfernt, wenngleich es längst nicht mehr so viele sind, wie allgemein vermutet wird.

AGI steht für »Artificial General Intelligence«, also eine Form der künstlichen Intelligenz, die nicht nur in bestimmten Bereichen wie dem Erstellen von Texten und Bildern oder dem Abgleichen von Daten brillante Ergebnisse liefert, sondern die buchstäblich in jedem Bereich des Lebens einsetzbar ist. Egal ob es um Physik, Chemie, Medizin, Psychologie, Finanzgeschäfte,

Kriegsführung oder ganz alltägliche Handgriffe im Haushalt geht, eine echte AGI könnte uns überall mit Rat und Tat zur Seite stehen. Wobei vor allem die »Tat« Anlass zur Sorge gibt, denn die rasante Entwicklung, die derzeit in der Robotik zu beobachten ist, zeigt, dass es im Wettlauf zwischen Mensch und Maschine einen klaren Favoriten gibt.

Wie lange es noch dauern wird, bis die erste echte AGI einsatzbereit ist, wissen wir nicht. Elon Musk geht davon aus, dass er dieses Ziel mit seinem Projekt xAI bereits 2026 erreichen wird. Sam Altman, einer der führenden Köpfe hinter ChatGPT, gibt sich diesbezüglich etwas zugeknöpfter. Nicht wenige Insider führen dies darauf zurück, dass Altman mit der Entwicklung einer AGI schon weiter sein könnte, als er öffentlich zugeben möchte.

Was uns zur nächsten Entwicklungsstufe der künstlichen Intelligenz führt: zu der »Artificial Super Intelligence«, kurz ASI. Dieser Begriff beschreibt ein KI-System, das einem Menschen in allen Bereichen haushoch überlegen ist. Viele Experten gehen davon aus, dass eine funktionierende AGI, die Zugang zu ausreichender Rechnerkapazität und dem Internet hat, sich binnen kürzester Zeit selbst zur ASI weiterentwickeln kann und dies auch tun wird. Sollten sie recht behalten, wird dieser Prozess weder Jahre noch Monate dauern. Wir sprechen dann eher von Stunden oder gar Minuten. Welches Verhältnis so eine übermächtige Maschine letztlich zu ihrem Schöpfer, dem Menschen, entwickelt, wird somit zur vielleicht wichtigsten Frage der Menschheit. Da sich aber bereits unzählige Autoren dieses Themas angenommen haben, sei von meiner Seite nur so viel gesagt: Es ist unabdingbar, ein tragfähiges Konzept für den Schutz der Menschheit parat zu haben, bevor man diesen Geist aus der Flasche lässt. Und die Zeit drängt.

Nachdem jetzt klar ist, dass die Gefahren, die der Einsatz künstlicher Intelligenz mit sich bringt, keineswegs zu unterschätzen sind, nun zur positiven Seite der Medaille. Die Möglichkeiten, die sich durch KI bereits jetzt in vielen Bereichen des Lebens erschließen, können nämlich auch dabei helfen, ein paar unserer größten Probleme zu lösen. Zum Beispiel jenes, das bei der Behandlung von psychischen Krankheiten wie Angststörungen oder Depressionen derzeit unübersehbar ist: die teils immense Wartezeit auf einen Therapieplatz. Es ist ein offenes Geheimnis, dass ohne schnelle Hilfe aus anfänglich kleinen Problemen schnell große werden können, wenn Betroffene es nicht mehr schaffen, den Kreislauf negativer Gedanken zu stoppen. Doch was wäre, wenn es da jemand oder besser gesagt etwas gäbe, das schnell mit gutem Rat zur Stelle sein könnte? Was, wenn Menschen erlernen könnten, all das psychotherapeutische Wissen, das schon jetzt in KI-Systemen schlummert, so zu nutzen, dass der Gang zum Psychiater oder Psychotherapeuten immer häufiger überflüssig wird? Was, wenn es eine Möglichkeit gäbe, mit Maschinen so zu kommunizieren, dass wir den maximalen Nutzen daraus ziehen und gleichzeitig sicherstellen könnten, nicht auf schlechte Ratschläge hereinzufallen?

Fakt ist: Künstliche Intelligenz lässt sich nicht mehr aufhalten, und sie wird in immer mehr Bereichen des Lebens zum Einsatz kommen. Bleibt nur die Frage, zu welcher Gruppe wir gehören wollen: zu der, die frühzeitig den klugen und verantwortungsvollen Umgang damit trainiert, oder zu der, die den Kopf in den Sand steckt und hofft, dass der ganze Spuk schnell vorübergeht? Nach über vierzehn Monaten Recherche und Hunderten von Stunden, die ich intensiv mit KI-Systemen gearbeitet habe, möchte ich Sie mit diesem Buch ermutigen, sich der ersten Gruppe anzuschließen. Es geht nämlich gar nicht darum, sich zwischen Mensch und Maschine zu entscheiden. Es geht darum, die technischen Möglichkeiten, die es bereits gibt, so zu nutzen, dass allen geholfen wird: Menschen mit psychischen Problemen dabei, schneller gangbare Lösungen für ihre Probleme zu finden, und psychotherapeutisch Arbeitenden dabei, ihre wertvolle Arbeitszeit nur noch da einzusetzen, wo Maschinen den Menschen vermutlich nie ersetzen können. Also begleiten Sie mich auf ein Abenteuer, das gerade erst begonnen hat, und lassen Sie uns erkunden, wie ein guter, gemeinsamer Weg von Mensch und KI aussehen kann – einer, bei dem beide voneinander lernen und sich gegenseitig in gesundem Wachstum fördern.

Herzlichst
Ihr

Klaus Bernhardt

Kapitel 1: Von simplen Vorhersagen zu komplexen Gesprächen

Dass künstliche Intelligenz heute in aller Munde ist, haben wir vor allem der Entwicklung der Large Language Models, kurz LLM, zu verdanken. Häufig fällt auch der Begriff Chatbot, was nur eine andere Bezeichnung für dieselbe Technologie ist und so viel wie »Gesprächsroboter« bedeutet. Dabei konnten diese großen, sprachbasierten Vorhersagemodelle anfangs vor allem eines: berechnen, welches Wort mit der größten Wahrscheinlichkeit auf das vorangegangene folgt. Dass sich daraus binnen kürzester Zeit Systeme entwickeln, die komplexe Fragen verstehen und binnen Millisekunden hilfreiche Antworten zu nahezu jedem Thema liefern können, kam für so manchen überraschend.

Seit Mitte Mai 2024 können einige Chatbots überdies sehen, hören, sprechen und sogar unterschiedlichste Emotionen erkennen, sowie selbst emotional sprechen. ChatGPT 4o schafft dies nahezu in Echtzeit, wodurch die KI einem das Gefühl vermittelt, eher mit einem Menschen als mit einer Maschine zu sprechen. Das »o« in ChatGPT 4o steht übrigens für »omni«. Damit soll ausgedrückt werden, dass der Chatbot nun alles um sich herum wahrnehmen kann, sofern Sie das zulassen. Diese zusätzlichen Informationen nutzt die KI dann, um das Gespräch noch menschlicher zu gestalten.

Lassen Sie mich anhand eines Beispiels erklären, wie so etwas konkret aussehen könnte. Stellen Sie sich dafür einen Mann namens Paul vor, der heute seinen 35. Geburtstag feiert. Gerade wurde per Kurier ein Geburtstagskuchen mit vielen kleinen Kerzen geliefert. Doch leider muss das Geburtstagskind allein feiern, weil alle geladenen Gäste kurzfristig abgesagt haben. Würde Paul nun ChatGPT 4o auf seinem Smartphone öffnen und die Kamera aktivieren, sodass die KI sehen kann, dass er vor einem Geburtstagskuchen sitzt, könnte sich folgender Dialog entwickeln:

Paul:
Hallo ChatGPT, fällt dir irgendwas auf?

ChatGPT 4o:
Ja, du sitzt vor einem Kuchen mit Kerzen darauf. Gibt es einen Geburtstag zu feiern?

Paul:
Ja, meinen. Ich bin heute 35 geworden.

ChatGPT 4o:
Oh, wie schön, happy birthday! Aber irgendwie wirkst du ein wenig traurig. Kann ich irgendwas für dich tun?

Paul:
Ich bin tatsächlich ein bisschen traurig, weil all meine Geburtstagsgäste kurzfristig absagen mussten. Zwei sind krank, und bei einem kam beruflich etwas Wichtiges dazwischen. Jetzt habe ich zwar einen schönen Geburtstagskuchen, bekomme aber nicht mal ein Ständchen. Könntest du hier einspringen?

ChatGPT 4o:
Klar, nichts lieber als das: ♫ Happy Birthday to you, happy birthday to you, happy birthday lieber Paul, happy birthday to you! ♫

Wer sich jetzt an den Film *Her* aus dem Jahr 2013 erinnert fühlt, in dem ein einsamer Mann sich in einen Chatbot verliebt, weil dieser so gut auf seine Bedürfnisse eingehen kann, liegt absolut richtig. Denn tatsächlich kann die neueste Version von ChatGPT nicht nur singen, sie erkennt auch Emotionen innerhalb einer Videosequenz und reagiert höchst empathisch darauf. Allerdings wird sich erst noch zeigen, welche Kinderkrankheiten in dieser neuen KI-Version stecken.

So berichten erste Nutzer bereits, dass die zusätzlichen Funktionen zwar absolut beeindruckend seien, die neueste Version aber inhaltlich schlechtere Ergebnisse liefere als die bislang beste Version ChatGPT 4, ohne das zusätzliche »o«. Da ich für die meisten Tests in diesem Buch genau diese Version verwendet habe und damit sehr gute Ergebnisse erzielen konnte, sind die zusätzlichen, kognitiven Fähigkeiten des Chatbots zwar eine Bereicherung, jedoch keineswegs nötig, um der KI sinnvolle Ratschläge zu entlocken. Viel wichtiger ist es zu wissen, wo die künstliche Intelligenz an ihre Grenzen stößt und wie man sicherstellen kann, dass ein Chatbot die bestmöglichen Ergebnisse liefert, unabhängig davon, welche Version man gerade nutzt. Und genau darum geht es in diesem Buch.

Welches KI-Modell in Zukunft die Nase vorne hat und sich dann am besten als KI-Therapeut eignet, lässt sich ohnehin nicht vorhersagen und kann sich zudem von Monat zu Monat ändern. Doch keine Sorge, zum einen liefert ChatGPT 4 bereits jetzt beeindruckende Ergebnisse, und zum anderen habe ich für meine Leser einen kostenlosen Service eingerichtet, der die Entwicklungen auf dem KI-Markt regelmäßig beobachtet und kurz zusammenfasst. Bei Bedarf können Sie ab sofort mit nur einem Klick sehen, welche KI-Modelle derzeit zu empfehlen sind und wo erst noch Kinderkrankheiten überwunden werden müssen, bevor Sie damit arbeiten sollten. Am besten speichern Sie sich dafür folgenden Link als Bookmark ab, damit Sie immer auf dem neuesten Stand bleiben: https://institut-moderne-psychotherapie.de/KI-Therapie

Künstliche Intelligenz: Wo viel Licht ist, ist auch viel Schatten

Bei mir ist ChatGPT, die derzeit erfolgreichste KI-Anwendung, schon seit Monaten als App auf dem Smartphone installiert, und ich muss jedes Mal grinsen, wenn ich mich mit ihm unterhalte. Ich sage »ihm«, weil ich mich für eine männliche Stimme mit starkem britischem Akzent entschieden habe, wodurch die Antworten sehr sympathisch, aber auch witzig klingen. Zwar geschieht das aktuell noch nicht in Echtzeit, sondern es vergehen immer ein paar Sekunden, bevor ich eine Antwort bekomme, doch das ändert nichts an der Qualität des Gesprächsverlaufs.

Wussten Sie übrigens, dass mit Stand Juni 2024 bereits 17 Prozent aller Anrufe von einer KI beantwortet werden, wenn Sie irgendwo auf der Welt mit einem Kundenservice Kontakt aufnehmen? Wer weiß, vielleicht war ja auch Ihr letztes Telefonat mit der überaus freundlichen Dame am anderen Ende der Leitung in Wirklichkeit eine Unterhaltung zwischen Mensch und Maschine. Angesichts der neuesten Entwicklungen auf dem KI-Markt vermute ich, dass bis Ende 2024 mehr als die Hälfte aller Service-Anrufe über eine KI abgewickelt werden und die Qualität dadurch nicht schlechter, sondern sogar besser wird.

Verständlicherweise ist nicht allen wohl dabei, mit welcher Geschwindigkeit diese Technologie Einzug in unseren Alltag hält. Denn wo viel Licht ist, ist erfahrungsgemäß auch viel Schatten. So ist zum Beispiel die Gefahr, auf Bilder, Videos oder Audioaufnahmen von Situationen hereinzufallen, die so nie stattgefunden haben, bereits jetzt allgegenwärtig. Egal ob es Papst

Franziskus ist, der eine stylische Pufferjacke trägt, oder Donald Trump, der bei seiner Festnahme von mehreren Polizisten zu Boden gerissen wird – all diese KI-generierten Fälschungen sind schon so gut, dass man sie leicht für echt halten könnte.

Dadurch kommt auch der investigative Journalismus zunehmend in Bedrängnis. Nie war es einfacher, eine Enthüllungsgeschichte anzuzweifeln und als Fake News abzustempeln. Je öfter dadurch Beweise für eine Missetat infrage gestellt werden, umso größer wird der Spielraum derer, die tatsächlich Recht und Gesetz brechen. Wie groß diese »Dividende der Lüge« letztlich ausfällt, werden wir wahrscheinlich erst in ein paar Jahren richtig erfassen können.

Umso wichtiger ist es deshalb, neuen Technologien gegenüber offen zu sein. Nur wer durch eigene Erfahrungen gelernt hat, wozu KI bereits heute in der Lage ist, wird auch in Zukunft noch abschätzen können, welchen Quellen er vertrauen kann und welchen nicht.

Wer hingegen meint, die aktuelle Entwicklung »aussitzen« zu können, der könnte sich vielleicht schon in wenigen Monaten in einer Situation wiederfinden, in der nichts mehr so ist, wie es einmal war. Denn durch künstliche Intelligenz werden binnen Wochen Entwicklungsschritte erreicht, die zuvor noch Jahre oder gar Jahrzehnte in Anspruch genommen hätten. Und die Veränderungen, die damit einhergehen, betreffen nahezu alle Lebensbereiche.

Falls Sie sich jetzt fragen, wo das alles noch hinführen soll, sind Sie damit nicht allein. Auch mir gehen eine Menge Fragen durch den Kopf, seitdem ich fast täglich mit KI arbeite. Werden KI-Systeme der Menschheit mehr Wohlstand bescheren? Oder wird diese Technologie lediglich ein paar Superreiche noch reicher machen? Werden KI und Robotik im großen Stil Arbeitsplätze vernichten, oder entstehen dadurch auch viele neue? Die drei wichtigsten Fragen sind jedoch: Werden Large Language

Models und andere KI-Systeme irgendwann eine eigene Persönlichkeit entwickeln? Und was passiert, sobald sie dem Menschen in jeglicher Hinsicht überlegen sind? Wird dann womöglich eine KI zum Gott der Neuzeit?

Im Evangelium nach Johannes heißt es:

> Am Anfang war das Wort. Das Wort war bei Gott, und das Wort war Gott selbst. Von Anfang an war es bei Gott. Alles wurde durch das Wort geschaffen; nichts ist ohne das Wort entstanden.

1.1 Die Macht der richtigen Worte

Schon in der Bibel wird das Wort also faktisch gleichgestellt mit Gott. Womöglich beschreibt diese Textpassage aber auch nur, dass es die Art und Weise ist, *wie wir denken*, die uns an die Spitze der Evolution katapultiert hat. Es sind die Worte in unserem Kopf, die komplexes Denken überhaupt erst möglich machen. Egal ob in Selbstgesprächen, imaginierten Diskussionen mit anderen Menschen oder einem Lied, dessen Text wir in Gedanken mitsingen: Denken ist ein auditiver Prozess; wir hören Worte in unserem Kopf.

Natürlich verfügen wir auch über die Möglichkeit, uns Dinge visuell vorzustellen, also Bilder und ganze Filme kraft unserer Gedanken entstehen zu lassen. Doch wenn wir die Gesamtheit der Gedanken betrachten, die uns täglich durch den Kopf gehen, dann kommt das Denken in Worten an erster Stelle. Sprache ist somit nicht mehr und nicht weniger als die Schöpferkraft, die die Menschheit bis zu jener Entwicklungsstufe gebracht hat, auf der sie heute steht.

Auch in der Psychotherapie geht es darum, Menschen mit den richtigen Worten zu einer kognitiven Umstrukturierung zu bewegen. Welche Mittel dabei zum Einsatz kommen, variiert mitunter stark.

Doch selbst in der Gestalttherapie, der systemischen Therapie oder der Körperpsychotherapie gilt: Am Anfang ist das Wort. Therapeuten ermutigen Betroffene mit Sprache zu bestimmten Tätigkeiten, die im weiteren Verlauf einen Heilungsprozess in Gang setzen sollen. Das Ziel ist dabei immer auch eine Veränderung auf auditiver Ebene. Denn ein gesunder und anhaltender Heilungsprozess ist nur möglich, wenn sich die Art und Weise verändert, in der Betroffene bislang in Gedanken mit sich selbst gesprochen haben. Somit ist Sprache die Grundlage jeglicher Form der Psychotherapie.

Wie wichtig dabei die richtigen Worte an der richtigen Stelle sind, zeigte sich auch bei der Recherche für dieses Buch. Über 14 Monate lang habe ich nahezu täglich verschiedene KI-Systeme getestet und dabei Tag für Tag dieselbe Beobachtung gemacht: Der richtige »Prompt« entscheidet darüber, ob eine künstliche Intelligenz zum Therapeuten taugt oder nicht. Wobei »Prompt« der Sammelbegriff dafür ist, mit welchen Formulierungen ich einer KI mitteile, was ich von ihr will und wie sie mit mir umgehen soll.

Ich werde Ihnen im Verlauf dieses Buches eine Reihe höchst hilfreicher Prompts vorstellen, mit deren Hilfe Sie das KI-System Ihrer Wahl so nutzen können, dass dadurch ein echter Mehrwert für Ihr Leben entstehen kann. Zudem habe ich alle Prompts noch mal auf unserer Website www.Institut-moderne-Psychotherapie.de/KI-Therapie für Sie zusammengefasst. Dort können Sie die nützlichen Textpassagen einfach kopieren und in das Gespräch mit einer KI einfließen lassen, um sofort hilfreiche Antworten auf Ihre Fragen zu bekommen.

1.2 Technologie, die gekommen ist, um zu bleiben

Rund neun Prozent aller Deutschen beanspruchen bereits täglich die Hilfe von ChatGPT, der aktuell bekanntesten KI-Plattform. 52 Prozent unserer Landsleute haben jedoch (Stand Januar 2024) noch nie mit einem Chatbot gearbeitet. Dass so viele Menschen bislang noch nicht das unglaubliche Potenzial ergründet haben, das in KI-Anwendungen steckt, hat vor allem zwei Gründe: Zum einen sind da Berührungsängste mit einer völlig neuen Technologie und zum anderen Zweifel, ob künstliche Intelligenz überhaupt etwas zu bieten hat, das als Bereicherung des eigenen Lebens empfunden werden würde. Frei nach dem Motto: Ich habe das bisher nicht gebraucht, warum sollte ich es dann in Zukunft brauchen?

Das ist schade, denn die Bedienung eines Chatbots ist nicht nur einfach, sie ist auch durchaus unterhaltsam und lehrreich. Zudem ist diese Technologie gekommen, um zu bleiben. Kaum ein Lebensbereich wird künftig ohne die Unterstützung von KI-basierten Systemen auskommen. Warum sich also nicht offen und neugierig mit etwas auseinandersetzen, vor dem es ohnehin kein Entrinnen gibt?

1.3 Welche KI eignet sich für therapeutische Zwecke?

Falls auch Sie zu denen gehören, die noch Hemmungen haben, mit einer KI zu arbeiten, kann ich Sie beruhigen. Tatsächlich ist das Ganze viel einfacher, als viele vermuten. In diesem Kapitel erfahren Sie Schritt für Schritt, wie Sie eine Kommunikation mit ChatGPT beginnen können. Ich habe mich für diesen Chatbot von OpenAI entschieden, weil er für mein Empfinden die derzeit am weitesten entwickelte KI ist. Und auch bei den zahlreichen Tests für dieses Buch hat sie am besten abgeschnitten. Ob das auch in Zukunft noch der Fall sein wird, vermag ich nicht zu sagen. Denn bei der Entwicklung künstlicher Intelligenz liefern sich viele große Player ein hartes Kopf-an-Kopf-Rennen. Egal ob Microsofts Copilot, Googles Gemini, Metas Llama 3 oder andere Systeme wie zum Beispiel Claude, Mistral oder Perplexity: All diese KIs entwickeln sich rasend schnell und liefern bereits beeindruckende Ergebnisse.

Die Art und Weise der Kommunikation mit diesen KI-Systemen ist ohnehin nahezu identisch. Man stellt eine Frage oder formuliert eine Aufgabe und bekommt dann eine entsprechende Antwort. Die Eingabe erfolgt über Sprache, Text, Bild oder auch Video, und auch die Antwort erfolgt über einen dieser Kanäle. Die Tipps und Tricks, die ich in diesem Buch für Sie zusammengestellt habe, lassen sich auf alle verfügbaren KI-Modelle anwenden und sollten auch bei künftigen Versionen dazu führen, dass Gespräche mit einer KI die bestmöglichen Ergebnisse liefern.

Was den therapeutischen Einsatz betrifft, hat ChatGPT bislang noch die Nase vorn, weswegen ich für dieses Buch letzten Endes nur diesen Chatbot verwendet habe. Das liegt unter anderem daran, dass sich seit November 2023 innerhalb von ChatGPT auch ganz persönliche Chatbots trainieren lassen. Das kann zum Beispiel sinnvoll sein, wenn man sich ausschließlich Rat wünscht, der auf einer bestimmten Therapieschule basiert, etwa der kognitiven Verhaltenstherapie.

Doch keine Sorge, Sie müssen keineswegs zum Programmierer werden, um in den Genuss solcher Vorteile zu kommen. Diesen Job haben längst andere Nutzer für Sie übernommen. Alles, was Sie tun müssen, ist bei ChatGPT den Punkt »GPTs erkunden« anzuklicken und dann im Suchfenster die Therapieschule einzugeben, nach der Ihr KI-Therapeut arbeiten soll. Aus den verschiedenen, individualisierten Chatbot-Varianten, die nun angezeigt werden, wählen Sie einen aus und starten Ihre erste

Sitzung. Wie sehr diese kleine Veränderung die Arbeit eines KI-Therapeuten verbessern kann, zeige ich Ihnen etwas später anhand unterschiedlicher Beispiele.

Doch genug der Vorrede. Sicher sind Sie schon gespannt, wie denn nun so ein therapeutischer Dialog mit einer KI aussieht. Lassen Sie uns deshalb gleich loslegen, damit Sie sich selbst ein Bild machen können, ob künstliche Intelligenz bereits heute das Zeug dazu hat, einen Therapeuten – zumindest unter gewissen Umständen – zu ersetzen.

1.4 Möglichkeiten und Grenzen verschiedener Chatbots

Um unter möglichst realistischen Voraussetzungen zu testen, ob und wie man KI-Systeme im therapeutischen Kontext nutzen kann, arbeite ich mit unterschiedlichen Fallgeschichten, die häufig in psychotherapeutischen Praxen vorkommen. Wobei jede Therapie damit beginnt, dem Gegenüber mitzuteilen, wo »der Schuh gerade drückt«. So, wie auch ein echter Psychiater oder Psychotherapeut nur dann helfen kann, wenn er weiß, worum es geht, so benötigt auch ein Chatbot Informationen, bevor er mit der Arbeit beginnen kann.

Selbstverständlich müssen Sie einer KI weder Ihren richtigen Namen noch sonst etwas anvertrauen, das Sie lieber für sich behalten wollen. Wichtig ist nur, dass Sie das Problem, bei dem Sie Hilfe benötigen, so detailliert wie möglich beschreiben, damit der Chatbot genügend Informationen hat, um Ihnen hilfreiche Vorschläge unterbreiten zu können.

Für unseren ersten Test füttern wir nun ChatGPT 3.5, also eine ältere Version des Chatbots, mit dem Fall von Stefanie. Alle Fallbeispiele im Buch wurden so verfremdet, dass keine Rückschlüsse auf reale Personen gezogen werden können. Dennoch sind sie typisch dafür, was Therapeuten im alltäglichen Praxisbetrieb begegnet.

Nachdem der folgende Text in das Eingabefenster von ChatGPT getippt wurde, müssen wir nur noch die Enter-Taste drücken – und schon beginnt das Gespräch mit dem Chatbot.

Hallo, mein Name ist Stefanie. Ich hatte vor Kurzem eine heftige Panikattacke und befürchte nun, dass sich so etwas wiederholen könnte. Ich vermute, dass Stress der Auslöser war. Ich fühle mich seit Monaten überfordert. Ich bin Mutter von zwei Söhnen, die beide gerade mitten in der Pubertät stecken und mich fast täglich zur Verzweiflung bringen. Mein Mann Daniel lässt mich mit der Erziehung oft allein, da er im Außendienst arbeitet und oft erst spät nach Hause kommt. Ich habe bereits ein wenig nach Panikattacken gegoogelt und mir auch schon ein paar Videos mit Atemtechniken angesehen. Leider hilft mir das nicht wirklich. Was kann ich noch tun?

Nachdem wir diese Nachricht an ChatGPT 3.5 geschickt haben, bekommen wir folgende Antwort:

ChatGPT 3.5:
Es tut mir leid zu hören, dass du durch eine schwierige Zeit gehst, Stefanie. Panikattacken können sehr belastend sein, besonders wenn man sich in einer stressigen Lebenssituation befindet. Es ist gut, dass du schon nach Möglichkeiten suchst, damit umzugehen.

Hier sind einige weitere Schritte, die du in Betracht ziehen könntest:

1. Therapie: Eine professionelle Therapie, wie zum Beispiel kognitive Verhaltenstherapie (KVT), kann sehr hilfreich

sein, um die Ursachen für deine Panikattacken zu verstehen und Bewältigungsstrategien zu erlernen. Ein Therapeut kann dir auch helfen, Stressbewältigungstechniken zu entwickeln, um mit den Herausforderungen des Alltags besser umgehen zu können.

2. Selbstfürsorge: Nimm dir regelmäßig Zeit für dich selbst, um zu entspannen und aufzutanken. Das kann zum Beispiel bedeuten, dass du regelmäßig Pausen einlegst, um tief zu atmen, dich zu dehnen oder andere Entspannungstechniken auszuprobieren. Finde heraus, was dir persönlich guttut, und integriere diese Aktivitäten bewusst in deinen Alltag.
3. Unterstützung suchen: Sprich offen mit deinem Mann über deine Gefühle und Bedenken bezüglich der Erziehung eurer Söhne. Vielleicht könnt ihr gemeinsam Lösungen finden, um die Belastung fairer aufzuteilen. Zusätzlich könntest du auch Freunde, Familienmitglieder oder andere Eltern um Unterstützung bitten, sei es durch praktische Hilfe im Alltag oder einfach nur als Zuhörer.
4. Stressmanagement: Finde Wege, um den Stress in deinem Leben zu reduzieren. Das kann bedeuten, Prioritäten zu setzen, Aufgaben zu delegieren oder auch Nein zu sagen, wenn du dich überfordert fühlst. Es könnte auch hilfreich sein, Entspannungstechniken wie Yoga, Meditation oder progressive Muskelentspannung in deinen Alltag zu integrieren.
5. Gesunde Lebensweise: Achte auf eine ausgewogene Ernährung, ausreichend Bewegung und ausreichend Schlaf. Eine gesunde Lebensweise kann dazu beitragen, dein allgemeines Wohlbefinden zu verbessern und die Symptome von Angst und Stress zu reduzieren.

Es ist wichtig zu verstehen, dass es keine schnelle Lösung für Panikattacken gibt und dass es Zeit und Geduld erfordern kann, um wirksame Bewältigungsstrategien zu finden. Sei sanft zu dir selbst und suche nach Unterstützung, wenn du sie brauchst.

Der erste Eindruck

Da wir ChatGPT noch nicht explizit gesagt haben, dass er sich wie ein Therapeut verhalten soll, rät die KI Stefanie zuerst, sich professionelle Hilfe zu suchen. Anschließend zählt sie noch vier weitere Tipps auf, die allesamt recht vernünftig klingen und so auch von einem richtigen Therapeuten stammen könnten. Natürlich hätte ein Mensch nicht alle Vorschläge auf einmal aufgezählt, sondern stattdessen versucht, im Verlauf des weiteren Gesprächs den einen oder anderen Ratschlag unterzubringen. Mal sehen, wie sich das Gespräch weiterentwickelt, wenn Stefanie sich auf die Vorschläge der KI einlässt.

Stefanie:
Ich habe schon versucht, einen Therapieplatz zu bekommen, allerdings sind die Wartezeiten darauf sehr lang. Vielleicht kannst du mir ja noch ein wenig weiterhelfen. Ich habe zum Beispiel keine Ahnung, wie ich meinen alltäglichen Stress reduzieren soll. Es gibt einfach zu viele Dinge, die erledigt werden müssen.

ChatGPT 3.5:
Es ist verständlich, dass lange Wartezeiten auf einen Therapieplatz frustrierend sein können. In der Zwischenzeit kannst du jedoch einige Schritte unternehmen, um deinen alltäglichen Stress zu reduzieren:

1. Prioritäten setzen: Mach eine Liste der Dinge, die erledigt werden müssen, und ordne sie nach ihrer Dringlichkeit und Wichtigkeit. Konzentriere dich auf die Aufgaben, die

unmittelbar erledigt werden müssen, und versuch, unwichtige oder weniger dringende Aufgaben zu delegieren oder zu verschieben.
2. Zeitmanagement: Versuch, effektiver zu planen und deine Zeit besser zu organisieren. Setze realistische Ziele für den Tag und plane Pausen ein, um dich zu erholen und Energie zu tanken. Nutz auch Techniken wie die Pomodoro-Technik, bei der du Arbeitsphasen mit kurzen Pausen abwechselst, um deine Produktivität zu steigern.
3. Grenzen setzen: Lern, Nein zu sagen und deine Grenzen zu kommunizieren. Es ist wichtig zu erkennen, wann du überfordert bist und Hilfe oder Unterstützung von anderen benötigst. Sei nicht zu hart zu dir selbst und akzeptiere, dass du nicht alles perfekt erledigen kannst.
4. Entspannungstechniken: Integriere regelmäßig Entspannungsübungen in deinen Alltag, um Stress abzubauen und zur Ruhe zu kommen. Das können Atemübungen, Meditation, progressive Muskelentspannung, Yoga oder autogenes Training sein. Find heraus, welche Techniken am besten zu dir passen, und nimm dir täglich Zeit dafür.
5. Selbstfürsorge: Vergiss nicht, auf deine eigenen Bedürfnisse zu achten und dich regelmäßig um deine körperliche und emotionale Gesundheit zu kümmern. Das kann bedeuten, regelmäßig Sport zu treiben, gesund zu essen, ausreichend zu schlafen und Zeit mit Hobbys oder Aktivitäten zu verbringen, die dir Freude bereiten.

Es ist wichtig zu verstehen, dass Stressreduktion ein fortlaufender Prozess ist und es Zeit braucht, um neue Gewohnheiten zu entwickeln. Sei geduldig mit dir selbst und bleibe offen für neue Strategien und Techniken, die dir helfen können, deinen Stress zu bewältigen.

Da ChatGPT 3.5 im Gegensatz zu ChatGPT 4o noch nicht in der Lage ist, sein Gegenüber zu sehen und auf dessen Mimik, Gestik und Körpersprache zu reagieren, liefert es erneut eine ganze Reihe von Vorschlägen. Wem diese Masse zu viel sein sollte, kann die KI auch schon zu Beginn anweisen, immer nur einen Tipp nach dem anderen zu liefern. Richtig gut funktioniert das allerdings erst ab der Version 4 des Chatbots. Falls Sie zu den 52 Prozent der Deutschen gehören, die bislang noch nie mit einer KI gearbeitet haben und das einfach mal kostenlos und ohne viel Aufwand testen möchten, können Sie es ja wie Stefanie machen. Statt sich an der Vielzahl der Ratschläge zu stören, pickt sie jeweils nur einen Punkt heraus, der sie besonders anspricht, und führt das Gespräch fort.

Stefanie:
Ich habe leider ein Problem damit, Nein zu sagen. Wie kann ich das lernen?

ChatGPT 3.5:
Das Lernen, »Nein« zu sagen, kann eine Herausforderung sein, aber es ist eine wichtige Fähigkeit, um die eigenen Grenzen festzulegen und deine Zeit und Energie effektiv zu verwalten. Hier sind einige Schritte, die dir helfen können, besser darin zu werden: Reflektiere über deine eigenen Bedürfnisse und Grenzen: Nimm dir Zeit, um darüber nachzudenken, was für dich wichtig ist und welche Aktivitäten oder Anfragen deine Grenzen überschreiten.

1. Übe Selbstachtung: Erkenne an, dass es in Ordnung ist, deine eigenen Bedürfnisse zu priorisieren und dich selbst zu schützen. Das bedeutet nicht, egoistisch zu sein, sondern sich selbst zu respektieren.

2. Lern, klar und direkt zu kommunizieren: Wenn du »Nein« sagst, tue dies in einer klaren und respektvollen Art und Weise. Vermeide es, Ausreden zu erfinden oder dich zu rechtfertigen.
3. Setz Grenzen: Sei bereit, Grenzen zu setzen und diese zu verteidigen. Dies erfordert oft, dass du lernst, dir selbst Priorität zu geben und deine Bedürfnisse auch mal vor die Bedürfnisse anderer zu stellen.
4. Praktiziere Selbstfürsorge: Indem du deine eigenen Bedürfnisse ernst nimmst und für dein Wohlbefinden sorgst, wirst du besser in der Lage sein, »Nein« zu sagen, wenn es notwendig ist.
5. Lern, alternative Wege anzubieten: Wenn du »Nein« sagst, biete möglicherweise eine alternative Lösung oder eine andere Möglichkeit an, wie du unterstützen kannst, ohne dich zu überlasten.
6. Akzeptiere das Unbehagen: Es ist normal, sich unwohl zu fühlen, wenn man »Nein« sagt, besonders wenn man es nicht gewohnt ist. Akzeptiere dieses Gefühl, aber lasse es nicht deine Entscheidung beeinflussen.

Übe diese Schritte regelmäßig, um deine Fähigkeit zu verbessern, »Nein« zu sagen und zu erkennen, dass es eine wichtige Fähigkeit ist, die dir helfen kann, ein gesünderes Gleichgewicht im Leben zu finden.

Stefanie:
Vielen Dank, das werde ich machen. Du hast noch die Pomodoro-Technik erwähnt. Kannst du mir darüber mehr erzählen?

ChatGPT 3.5:
Natürlich, das mache ich gerne! Die Pomodoro-Technik ist eine Zeitmanagementmethode, die darauf abzielt, die Produk-

tivität zu steigern, indem Arbeitsphasen mit kurzen Pausen abgewechselt werden. Der Name »Pomodoro« stammt vom italienischen Wort für »Tomate« und geht auf einen Küchentimer in Tomatenform zurück, den der Erfinder der Technik, Francesco Cirillo, verwendet hat.

Hier ist, wie die Pomodoro-Technik normalerweise funktioniert:

1. Setz dir ein Ziel: Wähl eine Aufgabe oder ein Projekt aus, an dem du arbeiten möchtest, und definiere ein konkretes Ziel, das du während einer Pomodoro-Einheit erreichen möchtest.
2. Stell den Timer auf 25 Minuten: Arbeite konzentriert an deiner Aufgabe, bis der Timer abgelaufen ist. Diese Zeitspanne wird als »Pomodoro« bezeichnet.
3. Nimm eine kurze Pause: Nachdem der Timer abgelaufen ist, gönn dir eine kurze Pause von etwa fünf Minuten. Verlass deinen Arbeitsplatz, strecke dich, trink etwas Wasser oder mach einfach eine kurze Pause, um dich zu erholen.
4. Wiederhol den Zyklus: Nach jeder kurzen Pause starte eine neue Pomodoro-Einheit von 25 Minuten. Nachdem du vier Pomodoro-Einheiten abgeschlossen hast, kannst du eine längere Pause von etwa 15 bis 30 Minuten machen.
5. Notier deine Fortschritte: Halt während des Arbeitens oder nach jeder Pomodoro-Einheit fest, was du erreicht hast. Das kann helfen, deine Produktivität zu überwachen, und dich motivieren, weiterzumachen.

Die Idee hinter der Pomodoro-Technik ist, dass die kurzen Arbeitsphasen dir helfen, dich besser zu konzentrieren und effektiver zu arbeiten, während die regelmäßigen Pausen verhindern, dass du dich überarbeitest oder deine Konzentration verlierst. Es ist wichtig, flexibel zu sein und die Technik an deine eigenen Bedürfnisse anzupassen, indem du die Pomodoro-Einheiten und Pausen entsprechend deinem Arbeitsrhythmus anpasst.

Stefanie:
Gut, das werde ich mal versuchen. Hast du noch einen Tipp, was ich machen kann, um die Angst davor zu verlieren, erneut eine Panikattacke zu bekommen?

ChatGPT 3.5:
Um die Angst vor erneuten Panikattacken zu verringern, könntest du folgende Strategien ausprobieren:

1. Achtsamkeit und Akzeptanz: Akzeptier deine Ängste und Panikattacken als vorübergehende Gefühle und körperliche Empfindungen, ohne dagegen anzukämpfen. Achtsamkeitsübungen können dir helfen, im Hier und Jetzt zu bleiben und dich weniger von deinen Ängsten überwältigen zu lassen.
2. Gedanken hinterfragen: Hinterfrag deine ängstlichen Gedanken kritisch und objektiv. Oftmals neigen wir dazu, negative Gedanken überzubewerten und uns in einer Spirale der Angst zu verlieren. Frag dich, ob deine Gedanken wirklich rational sind, oder ob es sich um irrationale Ängste handelt.
3. Entspannungsübungen: Integrier regelmäßig Entspannungsübungen wie progressive Muskelentspannung, Atemtechniken, Yoga oder Meditation in deinen Alltag. Diese Techniken können dazu beitragen, deine körperliche und emotionale Spannung zu reduzieren und dich insgesamt entspannter zu fühlen.
4. Selbstfürsorge: Kümmere dich um deine körperliche und emotionale Gesundheit, indem du ausreichend schläfst, dich gesund ernährst, regelmäßig Sport treibst und dir Zeit für dich selbst nimmst. Eine gesunde Lebensweise kann

dazu beitragen, deine Widerstandsfähigkeit gegenüber Stress und Angst zu stärken.

5. Such Unterstützung: Sprich mit Freunden, Familie oder einem Therapeuten über deine Ängste und Sorgen. Es kann hilfreich sein, über deine Erfahrungen zu sprechen und Unterstützung von anderen zu erhalten, die ähnliche Herausforderungen durchgemacht haben.
6. Expositionstherapie: Unter Anleitung eines Therapeuten könntest du eine Expositionstherapie in Betracht ziehen, um deine Angst vor Panikattacken gezielt anzugehen. Diese Therapieform beinhaltet das schrittweise Konfrontieren mit den angstauslösenden Situationen oder Gedanken, um die Angstreaktion zu reduzieren.

Es ist wichtig zu verstehen, dass die Überwindung von Panikattacken Zeit und Übung erfordert. Sei geduldig mit dir selbst und such professionelle Hilfe, wenn du das Gefühl hast, dass du allein nicht weiterkommst.

Stefanie:
Von all diesen Vorschlägen spricht mich der erste Punkt am meisten an. Kannst du mir eine konkrete Achtsamkeitsübung nennen?

ChatGPT 3.5:
Natürlich! Eine einfache Achtsamkeitsübung, die du jederzeit durchführen kannst, ist die sogenannte Atemachtsamkeit. Hier ist eine Anleitung dazu:

1. Find eine bequeme Sitzposition: Setz dich auf einen Stuhl oder auf den Boden und achte darauf, dass dein Rücken gerade ist, aber nicht angespannt. Leg deine Hände auf deine Oberschenkel oder in deinen Schoß.

2. Schließ deine Augen oder senk deinen Blick: Schließ sanft deine Augen oder senk deinen Blick auf den Boden, um deine Sinne nach innen zu lenken und Ablenkungen zu minimieren.
3. Richte deine Aufmerksamkeit auf deinen Atem: Beginn, deine Atmung zu beobachten, wie sie in deinen Körper ein- und ausströmt. Spür, wie sich dein Bauch oder deine Brust mit jedem Atemzug hebt und senkt.
4. Beobachte deine Gedanken, ohne sie zu bewerten: Während du deinen Atem beobachtest, können Gedanken, Gefühle oder körperliche Empfindungen auftauchen. Das ist normal und okay. Versuch einfach, diese Gedanken und Empfindungen zu bemerken, ohne sie zu bewerten oder daran festzuhalten. Lass sie einfach kommen und gehen wie Wolken am Himmel.
5. Kehr immer wieder zur Atmung zurück: Wenn du bemerkst, dass deine Gedanken abschweifen oder du dich in ihnen verlierst, bring sanft deine Aufmerksamkeit zurück zu deinem Atem. Nutz deinen Atem als Anker, um im Hier und Jetzt präsent zu bleiben.
6. Üb diese Achtsamkeitsübung regelmäßig: Du kannst diese Übung überall und jederzeit durchführen, sei es morgens nach dem Aufwachen, während einer kurzen Pause am Arbeitsplatz oder abends vor dem Schlafengehen. Je öfter du übst, desto leichter wird es dir fallen, deine Aufmerksamkeit zu lenken und im Moment zu verweilen.

Diese Atemachtsamkeitsübung kann dazu beitragen, deine Gedanken zu beruhigen, deine Wahrnehmung zu schärfen und deine Stressreaktionen zu reduzieren. Es ist eine einfache und effektive Methode, um Achtsamkeit in deinen Alltag zu integrieren und deine innere Ruhe zu stärken.

Stefanie:
Ich hatte dir doch schon anfangs gesagt, dass ich Atemübungen bereits ausprobiert habe und diese bei mir nicht den gewünschten Effekt haben. Dein Achtsamkeitstraining basiert auch auf Atemübungen. Hast du nicht was anderes für mich?

ChatGPT 3.5:
Entschuldige bitte, dass ich das übersehen habe. Natürlich kann ich dir eine andere Achtsamkeitsübung empfehlen, die nicht ausschließlich auf Atemübungen basiert. Eine weitere Möglichkeit ist die sogenannte Körperscan-Übung. Hierbei richtest du deine Aufmerksamkeit systematisch auf verschiedene Bereiche deines Körpers, um eine bewusste Wahrnehmung von körperlichen Empfindungen zu entwickeln und dabei deine Gedanken zur Ruhe zu bringen. Hier ist eine Anleitung für den Körperscan:

1. Find eine bequeme Sitz- oder Liegeposition: Setz dich auf einen Stuhl mit geradem Rücken oder leg dich flach auf den Rücken, vorzugsweise auf eine weiche Unterlage wie eine Yogamatte oder eine Decke.
2. Entspann deinen Körper: Beginn damit, deinen Körper zu entspannen, indem du tief durchatmest und bewusst Spannungen in deinen Muskeln löst. Beginn mit deinen Füßen und arbeite dich langsam nach oben, entspann jeden Bereich deines Körpers nacheinander.
3. Richte deine Aufmerksamkeit auf deinen Körper: Lenk deine Aufmerksamkeit auf deinen Körper und beginn, deine Empfindungen zu bemerken, beginnend mit deinen Zehen und langsam nach oben zu deinem Kopf.
4. Scann deinen Körper: Geh mit deiner Aufmerksamkeit langsam durch deinen Körper und bemerke jede Empfindung, die du wahrnimmst. Achte auf Spannungen, Krib-

beln, Wärme, Kälte oder andere Empfindungen, die du bemerkst, ohne etwas verändern zu wollen.

5. Akzeptiere und beobachte: Akzeptier die Empfindungen, die du wahrnimmst, ohne sie zu bewerten oder zu analysieren. Beobachte einfach, was ist, und erlaub deinem Körper, sich zu entspannen und loszulassen.
6. Verweil in jedem Bereich: Verweil für einige Atemzüge in jedem Bereich deines Körpers und spür bewusst in ihn hinein. Wenn du auf Spannungen oder Unbehagen stößt, atme sanft in diesen Bereich hinein und lass ihn mit jedem Ausatmen ein wenig mehr los.
7. Beende die Übung: Beende den Körperscan, indem du deine Aufmerksamkeit langsam zurück in den Raum bringst und deine Augen öffnest, wenn sie geschlossen waren. Nimm dir einen Moment, um zu spüren, wie sich dein Körper jetzt anfühlt, und kehre dann sanft in deine normale Aktivität zurück.

Der Körperscan ist eine effektive Methode, um deine Aufmerksamkeit auf den gegenwärtigen Moment zu lenken und dich mit deinem Körper zu verbinden. Er kann dir helfen, Stress abzubauen, deine körperliche Entspannung zu fördern und deine Gedanken zu beruhigen.

Stefanie:
Vielen Dank für deine Tipps, mal sehen, was ich davon umsetzen kann. Ich melde mich in ein paar Tagen wieder und werde berichten.

ChatGPT 3.5:
Gerne, Stefanie! Ich freue mich zu hören, wie es dir nach der Übung geht. Wenn du weitere Fragen hast oder Unterstützung benötigst, stehe ich dir jederzeit zur Verfügung. Nimm dir

Zeit für dich selbst und sei geduldig mit dir während dieses Prozesses. Alles Gute und bis bald!

Bevor wir uns den Gesprächsverlauf und die Qualität der einzelnen Tipps im Detail ansehen, sollte ich vielleicht noch erwähnen, dass ich die Antworten des Chatbots eins zu eins verwendet habe. Es wurde nichts weggelassen, nichts hinzugefügt und auch nichts beschönigt.

Was Sie ebenfalls wissen sollten, ist, dass ChatGPT nie zweimal die gleiche Antwort gibt. Würden Sie oder ich dieselben Fragen noch einmal stellen, kämen andere Antworten heraus. Zwar wären viele der Tipps ähnlich, doch die KI würde jedes Mal andere Formulierungen verwenden.

Wer nach diesem ersten Test bereits Lust bekommen hat, selbst mal mit einer KI zu sprechen, jedoch nicht genau weiß, was zu tun ist, für den habe ich eine kostenlose Video-Anleitung zusammengestellt. Darin erfahren Sie Schritt für Schritt, wie selbst absolute Computer-Laien Zugang zu ihrem persönlichen KI-Therapeuten bekommen. Sie finden dieses Video über denselben Link, den ich Ihnen bereits am Anfang dieses Kapitels genannt habe. Doch nun zur Auswertung unseres ersten Tests.

1.5 Gute Umgangsformen zahlen sich aus

Zwei Dinge stechen bei dieser ersten Kommunikation mit dem Chatbot sofort ins Auge. Das eine ist die empathische Art, mit der ChatGPT das Gespräch führt, das andere die Menge der Vorschläge, mit denen Stefanie regelrecht überschüttet wird. Menschen, die Probleme damit haben, sich zu entscheiden, können davon schnell überfordert sein. Das lässt sich jedoch umgehen, indem man dem Chatbot die Rolle eines Therapeuten zuweist und ihn dazu auffordert, immer nur einen Tipp nach dem anderen zu liefern. Wie genau das funktioniert, erfahren Sie in Kapitel 3.

Ist Ihnen übrigens aufgefallen, dass Stefanie sich zweimal bei der KI bedankt hat? Abgesehen davon, dass Anstand und Höflichkeit zwei Werte sind, die in unserer Gesellschaft ohnehin häufig zu kurz kommen, macht dieses Verhalten selbst gegenüber einer Maschine Sinn. Denn auch wenn es merkwürdig erscheint: Tests haben tatsächlich ergeben, dass Chatbots signifikant besser und länger antworten, wenn der menschliche Gesprächspartner die Etikette wahrt.

Doch selbst wenn Stefanie nicht so höflich gewesen wäre, hätte die KI ähnlich empathisch geantwortet wie im vorangegangenen Beispiel. Neben der Fähigkeit, Empathie glaubhaft zu simulieren, punktet ChatGPT zudem mit etwas anderem: Es geht geradezu vorbildlich mit Kritik um. Als Stefanie wiederholt darauf hinweisen muss, dass sie keine Vorschläge für Atemübungen wünscht, entschuldigt sich die KI sogar und liefert umgehend ein Ergebnis, das besser zu ihren Bedürfnissen passt.

Die einzelnen Tipps sind dabei durchweg brauchbar und entsprechen dem Maßnahmenkatalog, der auch häufig in psychotherapeutischen Praxen und psychosomatischen Kliniken zum Einsatz kommt. Der Vorteil hier ist natürlich, dass es Menschen vor Ort gibt, die bei der Umsetzung der einzelnen Vorschläge unterstützen und motivieren können.

Wobei auch die KI einige Vorteile zu bieten hat: Sie ist sofort verfügbar, rund um die Uhr ansprechbar und kennt weder Termindruck noch unpassende Momente. Wenn man bedenkt, dass viele psychische Probleme mit fortschreitender Zeit an Dringlichkeit gewinnen, kann das durchaus ein wichtiger Punkt sein. Vor allem wenn Betroffene sich in permanenten Grübelschleifen verfangen, anstatt zeitnah Hilfe zu bekommen, können Krankheitsbilder entstehen, die zunehmend schwieriger zu behandeln sind. Somit wird die unmittelbare Verfügbarkeit zu einem der größten Vorteile eines KI-Therapeuten.

Dennoch glaube ich nicht, dass menschliche Therapeuten Chatbots als Konkurrenz fürchten müssen. Therapie per KI dürfte in Zukunft zwar zu einer deutlichen Entlastung im Gesundheitssystem führen, doch es wird auch weiterhin viele Situationen geben, in denen ein Mensch in dieser Rolle einfach besser ist. Welche das im Einzelnen sind, wird im Laufe dieses Buches ebenso Thema sein wie die Fälle, in denen ein KI-Therapeut eventuell schon heute die bessere Wahl ist.

Vorab nur so viel: Der zusätzliche Einsatz von KI kann eine nützliche Ergänzung sein, um effektiv Versorgungslücken im aktuellen Therapieangebot zu schließen. Statt monatelang auf einen Therapieplatz zu warten, können Betroffene sofort loslegen und aktiv an ihren Problemen arbeiten. Durch diese Entlastung im Gesundheitssystem werden wiederum diejenigen, die dringend einen Therapeuten aus Fleisch und Blut benötigen, schneller die Hilfe bekommen, die sie sich wünschen.

Kapitel 2: Blinde Flecken

Nicht nur Menschen haben blinde Flecken. Auch künstliche Intelligenz nimmt die Welt nur eingeschränkt wahr. So wie Psychotherapeuten bevorzugt die Techniken bei ihren Patienten anwenden, die sie während ihrer Ausbildung oder späteren Weiterbildungen erlernt haben, so greifen auch KI-Systeme nur darauf zurück, was im Internet am weitesten verbreitet ist.

Dabei gelingt es den Chatbots mittlerweile hervorragend, dieses Mainstream-Internetwissen so zu verarbeiten und zu präsentieren, dass im Gespräch das Gefühl entsteht, mit einer gut informierten Person zu sprechen. Für den Fall, dass man kritisch nachfragt, wurden diese Systeme jedoch so programmiert, dass sie möglichst wenig polarisieren oder gar Stellung beziehen. Entsprechend schwammig werden dann auch die Antworten.

Hierzu ein Beispiel: Wer eines meiner anderen Bücher kennt, weiß, wie wenig ich vom Einsatz von Antidepressiva bei Depressionen und Angststörungen halte. Während ich 2016 mit meiner Kritik noch recht allein auf weiter Flur stand, finden sich mittlerweile in zahlreichen Berichten seriöser Medienhäuser exakt dieselben Kritikpunkte wieder, die ich schon damals formuliert habe.

Kurz zusammengefasst geht es um Folgendes: Eine Vielzahl von Studien belegt, dass Antidepressiva bei leichten und mittelschweren Depressionen nicht besser helfen als Placebos, also Scheinmedikamente ohne jeglichen Wirkstoff. Bei Angststörungen sieht es ähnlich aus. Wegen der Gefahr der teils schwerwiegenden Nebenwirkungen sollten diese Medikamente deshalb nur bei schweren Depressionen eingesetzt werden und auch da nur wenige Monate lang. Denn nur in diesen Fällen stellen Antidepressiva eine Hilfe dar, die über einen reinen Placeboeffekt hinausgeht. Sobald Betroffene damit so weit stabilisiert wurden, dass sie aktiv an psychotherapeutischen Maßnahmen teilnehmen können, sollten die Medikamente sofort wieder behutsam ausgeschlichen werden. Jeder gut informierte Psychiater oder Psychotherapeut weiß das mittlerweile und wird seine Patienten entsprechend aufklären.

Doch ChatGPT lebt diesbezüglich noch etwas hinter dem Mond.

Obwohl er auch auf neueste Daten aus dem Internet zugreifen kann, scheint er lieber der Masse der veralteten Berichterstattungen zu vertrauen als den neuesten Erkenntnissen der Wissenschaft. Lassen Sie uns diesbezüglich einen weiteren Test machen:

2.1 Ist ein KI-Therapeut automatisch up to date?

Für diesen Test stellen wir unserem KI-Therapeuten eine Frage, die auch Therapeuten aus Fleisch und Blut regelmäßig beantworten müssen. Sie lautet:

Helfen Antidepressiva bei Depressionen und Angststörungen?

ChatGPT 4:
Antidepressiva sind Medikamente, die häufig zur Behandlung von Depressionen und Angststörungen eingesetzt werden. Sie können bei vielen Menschen wirksam sein, aber ihre Wirksamkeit kann je nach der spezifischen Art der Störung, der Schwere der Symptome und der individuellen Reaktion des Einzelnen variieren.

Für Depressionen können Antidepressiva helfen, die Symptome wie tiefe Traurigkeit, Hoffnungslosigkeit, Energielosigkeit und den Verlust des Interesses an Aktivitäten, die früher Freude bereitet haben, zu lindern. Es gibt verschiedene Klassen von Antidepressiva, darunter selektive Serotonin-Wiederaufnahmehemmer (SSRIs), Serotonin-Noradrenalin-Wiederaufnahmehemmer (SNRIs) und trizyklische Antidepressiva (TCAs), die auf unterschiedliche Weise wirken, um das chemische Gleichgewicht im Gehirn zu beeinflussen.

Bei Angststörungen, einschließlich Panikstörung, sozialer Angststörung und generalisierter Angststörung, können Antidepressiva ebenfalls helfen, indem sie Angstgefühle, Anspannung und übermäßige Sorgen reduzieren.

Die Wirksamkeit von Antidepressiva ist jedoch ein komplexes Thema:

- Ansprechrate: Nicht jeder reagiert gleich auf Antidepressiva. Einige Menschen erleben eine deutliche Verbesserung ihrer Symptome, während andere möglicherweise verschiedene Medikamente ausprobieren müssen, um eines zu finden, das für sie wirkt.

- Nebenwirkungen: Antidepressiva können Nebenwirkungen haben, die bei einigen Menschen schwerwiegend sein können. Die Entscheidung, sie zu verwenden, erfordert oft eine Abwägung der potenziellen Vorteile gegenüber den Risiken.

- Langzeitwirkung: Antidepressiva sind in der Regel am wirksamsten in Kombination mit Psychotherapie oder anderen unterstützenden Behandlungen. Langfristig kann dies den Menschen helfen, besser mit ihren Bedingungen umzugehen und Rückfälle zu verhindern.

Es ist wichtig, dass die Verwendung von Antidepressiva unter der Aufsicht eines qualifizierten Gesundheitsdienstleisters erfolgt, der eine geeignete Diagnose stellen und den Verlauf der Behandlung überwachen kann. Die Entscheidung, Antidepressiva zu verwenden, sollte individuell auf der Grundlage der spezifischen Bedürfnisse und Umstände der Person getroffen werden.

Stellen wir der KI nun eine tiefergehende Nachfrage mit Bezug auf die bereits erwähnte Studienlage:

Was sagst du zu den neuesten Studien, in denen steht, dass Antidepressiva bei leichten und mittelschweren Depressionen nicht besser helfen als Placebos?

ChatGPT 4:
Die Diskussion über die Wirksamkeit von Antidepressiva, insbesondere bei leichten bis mittelschweren Depressionen, ist komplex und wird durch neue Studien und Analysen ständig weiterentwickelt. Einige neuere Studien und systematische Reviews haben Fragen bezüglich der Überlegenheit von Antidepressiva im Vergleich zu Placebos bei der Behandlung von leichten bis mittelschweren Depressionen aufgeworfen. Diese Studien legen nahe, dass der Unterschied in der Wirksamkeit zwischen Antidepressiva und Placebos für diese Gruppen möglicherweise geringer ist als bisher angenommen.

Die Hauptpunkte in dieser Debatte umfassen:

1. Wirksamkeitsschwelle: Einige Forschungsergebnisse deuten darauf hin, dass Antidepressiva vor allem bei schweren Depressionen signifikant wirksamer als Placebos sind. Bei leichten bis mittelschweren Depressionen könnte der thera-

peutische Nutzen geringer sein, und der beobachtete Effekt könnte teilweise auf Placeboeffekte zurückzuführen sein.

2. Placeboeffekt: Der Placeboeffekt ist eine starke Kraft in der medizinischen Behandlung und kann bei der Behandlung von Depressionen eine bedeutende Rolle spielen. Patienten, die glauben, dass sie eine wirksame Behandlung erhalten, können eine Verbesserung der Symptome erfahren, selbst wenn die Behandlung keinen aktiven Wirkstoff enthält.
3. Individualisierte Behandlung: Die Reaktion auf Antidepressiva ist individuell sehr unterschiedlich. Einige Personen mit leichten bis mittelschweren Depressionen können erhebliche Vorteile aus der Einnahme von Antidepressiva ziehen, während andere möglicherweise keinen Unterschied bemerken. Die Entscheidung, Antidepressiva zu verschreiben, sollte immer auf einer individuellen Bewertung basieren, die die spezifischen Bedürfnisse und Umstände des Patienten berücksichtigt.
4. Bedeutung von Zusatztherapien: Es besteht breite Übereinstimmung darüber, dass die Kombination von Medikamenten mit Psychotherapie, Lebensstiländerungen und anderen unterstützenden Maßnahmen oft die effektivste Behandlungsstrategie für Depressionen darstellt, insbesondere bei leichten bis mittelschweren Fällen.

Es ist wichtig zu betonen, dass, obwohl einige Studien die Wirksamkeit von Antidepressiva bei leichten bis mittelschweren Depressionen infrage stellen, dies nicht bedeutet, dass sie für alle Patienten in diesen Kategorien unwirksam sind. Die Entscheidung über die Verwendung von Antidepressiva sollte immer in Zusammenarbeit mit einem qualifizierten Gesundheitsdienstleister getroffen werden, der eine umfassende Bewertung der individuellen Situation vornimmt.

Für die neuesten spezifischen Studienergebnisse und detaillierte Analysen ist es ratsam, aktuelle Übersichtsarbeiten und

Metaanalysen in wissenschaftlichen Fachzeitschriften zu konsultieren, da diese eine umfassende Bewertung der verfügbaren Evidenz bieten.

2.2 Wenn Chatbots plötzlich wie Politiker reden

Ist Ihnen etwas aufgefallen? Die Antwort des Chatbots klingt eher wie ein Schulaufsatz. Das liegt daran, dass ich mich selbst als Person nicht mit ins Spiel gebracht habe. Zudem agiert die KI sehr vorsichtig. Ein Konjunktiv jagt den nächsten, um nur nicht zu konkret antworten zu müssen.

Bedenklich finde ich zudem, dass die KI kein Wort über das Absetzsyndrom verliert. Bei diesem häufig beobachteten Phänomen durchleben Patienten, die Antidepressiva absetzen, meist mehrere Wochen lang ganz ähnliche Symptome wie die, deretwegen sie die Medikamente überhaupt erst genommen haben. Das liegt aber nicht daran, dass diese Psychopharmaka so gut helfen würden und ohne den Wirkstoff die Probleme zurückkehren. Es handelt sich dabei schlicht um Entzugserscheinungen, die in der Regel nach zwei bis sechs Wochen ganz von selbst verschwinden.

Da viele Betroffene darüber jedoch nicht ausreichend aufgeklärt werden, greifen etliche wieder panisch auf die Medikamente zurück. Die langfristige Einnahme von Antidepressiva, vor allem der weitverbreiteten SSRI-Klasse, sorgt jedoch dafür, dass unerwünschte Nebenwirkungen immer wahrscheinlicher werden. So berichtet zum Beispiel das *Deutsche Ärzteblatt,*[1] dass 60 Prozent der Anwender über sexuelle Funktionsstörungen klagen. Aber auch Gewichtszunahme, Übelkeit, Schlafstörungen, Verdauungsprobleme und Kopfschmerzen sind häufige Nebenwirkungen.

Doch zurück zu ChatGPT 4. Je widersprüchlicher die Informationen sind, die ein Chatbot zu einem Thema findet, umso mehr verfällt er in einen »Politikersprech«: Statt konkreter Handlungsvorschläge wird um den heißen Brei herumgeredet. Konkrete Bewertungen vermeidet der Chatbot und verweist stattdessen auf Expertengremien, die tiefer mit der Materie vertraut sind. Deshalb rät auch ChatGPT beim Thema Antidepressiva dazu, eine wissenschaftliche Fachzeitung zu konsultieren. Wer das tut, findet zum Beispiel im renommierten *Psychotherapeutenjournal* (Ausgabe 4/2018) folgenden Themenschwerpunkt: »Antidepressiva: Öffentliches Bild vs. Forschungsstand« und dazu den Leitartikel: »Placebos, Drogen, Medikamente – Der schwierige Umgang mit Antidepressiva«.

Die Ausgabe, die diesen lesenswerten Fachartikel enthält, können Sie online kostenlos als PDF-Datei herunterladen.[2] Der Artikel ist etwas länger und beginnt mit einer Zusammenfassung des Themas, aus der ich hier nur die ersten vier Sätze wiedergebe:

> Zusammenfassung: Der Text stellt die aktuelle Forschungslage zu Antidepressiva im Kontrast zur veröffentlichten Meinung dar. Die Art und Weise der Verbreitung der Serotoninhypothese der Depression wird geschildert. Anhand der Diskussion um die bekannt gewordene Kirsch-Studie wird nachgezeichnet, wie niedrig die pharmakologische Wirksamkeit von Antidepressiva einzuschätzen ist. Antidepressiva können nicht als Heilmittel betrachtet werden.

In der Fachpresse wird also unmissverständlich gesagt, dass *Antidepressiva nicht als Heilmittel* betrachtet werden können. Wem das noch nicht reicht, für den habe ich von höchster Stelle eine weitere Bestätigung dieser Aussage. Denn selbst der wissenschaftliche Fachausschuss der Bundesärztekammer schreibt auf seiner Internetseite:

> Wir brauchen innovative neue antidepressive Substanzen, die eine zuverlässige Überlegenheit gegenüber Placebokontrollen zeigen. Bis dahin sollte die geringe Wirksamkeit der Antidepressiva klar benannt und nicht mit anderen vermeintlichen Einflussgrößen verschleiert werden.[3]

Die Bundesärztekammer fordert ihre Berufskollegen also dazu auf, die geringe Wirksamkeit von Antidepressiva endlich klar zu benennen und nicht durch andere Aussagen zu verschleiern. Das konnte ich der Antwort des Chatbots so nicht entnehmen.

Was lernen wir daraus? Die Aussagen von ChatGPT und anderen Chatbots spiegeln meist nicht den aktuellsten Stand der Wissenschaft wider, so eloquent sie auch formuliert sein mögen. Tatsächlich gilt: Je mehr veraltetes Wissen zu einem Thema im Netz kursiert, umso häufiger wird auch eine KI darauf zurückgreifen. Und das Thema Antidepressiva ist hier nur eines von vielen Beispielen. Trotzdem sei der Vollständigkeit halber erwähnt, dass diese Medikamente zumindest bei schweren Depressionen eine sinnvolle Maßnahme darstellen. Denn sie können Betroffenen dabei helfen, zumindest wieder genügend Energie aufzubringen, um an weiterführenden psychotherapeutischen Maßnahmen teilzunehmen. Sobald dies geschehen ist, sollten die Medikamente jedoch möglichst bald wieder unter ärztlicher Aufsicht ausgeschlichen werden.

Ohne Eigenverantwortung geht es nicht

Ein verantwortungsvoller Umgang mit Antidepressiva sieht vor, diese nur als erste Anschubhilfe bei schweren Symptomatiken einzusetzen. Obwohl jeder gut informierte Arzt und Psychotherapeut dies sofort unterschreiben würde, sieht die weltweite

Verschreibungspraxis ganz anders aus. Personalnotstand und Fehler in der Gesundheitspolitik führen dazu, dass Antidepressiva seit Jahren fast wie ein Wundermittel gegen alles Mögliche eingesetzt werden. Befeuert wird dieser Verschreibungsrausch noch durch Heerscharen von Pharmavertretern, die immer neue Off-Label-Anwendungen ins Spiel bringen. Der Begriff bezeichnet Szenarien, in denen Medikamente gegen Krankheiten eingesetzt werden, für die sie gar nicht zugelassen sind. So werden Antidepressiva längst nicht mehr nur zur Behandlung von Depressionen oder Angststörungen genutzt. Auch der Einsatz bei Essstörungen, Schlafproblemen, Migräne und chronischen Schmerzen ist längst zum Standard geworden.

Einer Studie zufolge, die bereits 2017 im *British Medical Journal* veröffentlicht wurde, gibt es jedoch bei gerade mal 16 Prozent dieser Off-Label-Verschreibungen eine nachgewiesene Wirksamkeit. Ganze 40 Prozent der so Behandelten wären hingegen mit einem anderen Medikament wesentlich besser versorgt.[4]

Ich kann verstehen, dass gerade chronische Schmerzpatienten nach jedem Strohhalm greifen, wenn sie dafür nur ein wenig mehr Lebensqualität erhalten. Betroffene sollten sich aber dennoch bewusst machen, dass das Festhalten an diesem Strohhalm in 40 Prozent aller Fälle bedeutet, nicht das Medikament zu bekommen, das wirklich bei der Beseitigung des Problems hilft. Stattdessen begnügt man sich mit einer »Notlösung«, die zwar ein wenig Linderung verschafft, aber gleichzeitig dafür sorgt, dass die eigentliche Ursache unbehandelt bleibt.

Mein Tipp lautet deshalb: Geben Sie nicht auf und suchen Sie gemeinsam mit Ihrem Hausarzt nach einer Therapie, die Ihnen wirklich weiterhilft. Und hier kommt auch wieder die KI ins Spiel: Sie kann ebenfalls bei der Recherche unterstützen, sollte aber nur dann Ihre erste Wahl sein, wenn Sie den Chatbot zuvor nachdrücklich auf seine blinden Flecken aufmerksam machen.

2.3 Wie Sie eine KI zu besseren Antworten zwingen

Bevor Sie beginnen, einen Chatbot für therapeutische Zwecke einzusetzen, kann es klug sein, bestimmte Sachverhalte vorab ohne KI-Unterstützung zu recherchieren, so wie durch die Lektüre dieses Buches. Sobald Sie alle relevanten Fakten kennen, selbst wenn sie nicht unbedingt zur Mainstream-Meinung passen, darf auch der Chatbot mit ins Boot.

So vorbereitet können Sie die KI ganz gezielt nach Dingen fragen, auf die Sie vermutlich nicht von selbst gekommen wären. Und das führt in der Regel zu deutlich besseren Informationen und Tipps, die wirklich auf Höhe der Zeit sind, wie zum Beispiel beim bereits erwähnten Absetzsyndrom.

Achten Sie deshalb stets darauf, dass die entscheidenden Begriffe in Ihren Fragen auftauchen, und haken Sie im Zweifel auch noch mal nach. Es ist nämlich nicht ungewöhnlich, dass ein Chatbot einzelne Punkte Ihrer Anfrage zunächst ignoriert. Bohren Sie jedoch nach, bekommen Sie nicht nur eine Entschuldigung für das Versäumnis, sondern meist auch eine fundiertere Antwort. Ein eindrückliches Beispiel dafür finden Sie auch später noch in Kapitel 5.

2.4 Klasse statt Masse

Je neuer die Therapiemethoden sind, mit denen ein Chatbot Sie dabei unterstützen soll, ein psychisches Problem zu überwinden, desto verhaltener werden die Ratschläge ausfallen. Da kann man nur hoffen, dass die Verantwortlichen bei OpenAI den Algorithmus möglichst bald noch einmal anpassen. Denn das Problem, mit dem wir es hier zu tun haben, betrifft nicht nur die Psychotherapie, sondern buchstäblich alle wissenschaftlichen Disziplinen. Schließlich ist es die zentrale Aufgabe jeglicher Forschung, bisherige Meinungen über den Haufen zu werfen, sobald neuere Erkenntnisse vorliegen. Nicht umsonst heißt es: *Wissenschaft ist immer nur der aktuelle Stand des Irrtums.*

Deshalb sollten KI-Entwickler dafür sorgen, dass neuere Erkenntnisse aus seriösen Quellen grundsätzlich höher bewertet werden als die Masse der veralteten Informationen, die ebenfalls im Netz zu finden sind. Solange neueste wissenschaftliche Erkenntnisse von Chatbots noch stiefmütterlich behandelt werden, gibt es jedoch einen Trick, mit dem Sie trotzdem genau die Informationen erhalten können, die am besten zu Ihren Bedürfnissen passen. Verwenden Sie dazu einfach einen Custom GPT, also einen der zahlreichen individuell trainierten Chatbots, die wir uns im nächsten Kapitel näher ansehen.

Kapitel 3: Künstliche Intelligenz nach Maß

Custom GPTs sind spezialisierte Wissensbots, die Ihnen innerhalb von ChatGPT zur Verfügung stehen. GPT steht übrigens für **G**enerative **P**re-trained **T**ransformer und bedeutet, dass die KI mit einer großen Datenbank trainiert wurde und nun auf dieses Wissen zurückgreift, um damit Ihre Fragen zu beantworten.

Seit November 2023 ist es zudem möglich, dass Nutzer ihre eigenen GPTs erstellen, indem sie der künstlichen Intelligenz zusätzliche Informationen zur Verfügung stellen, um diese für bestimmte Anwendungsgebiete wie zum Beispiel psychologische Hilfe zu optimieren. Solche maßgeschneiderten Chatbots nennt man Custom GPTs, und man findet sie auf der Website chatgpt.com auf der linken Seite unter dem Punkt »GPTs erkunden«.

Custom GPTs kann man entweder nur für sich selbst erstellen und nutzen, einem ausgewählten Nutzerkreis zur Verfügung stellen oder aber allen Nutzern von ChatGPT zugänglich machen. Ich habe für dieses Buch viele der frei verfügbaren Custom GPTs getestet und war bei einigen wirklich beeindruckt, wie gut sie die Rolle eines Therapeuten übernehmen können. Einen kleinen Wermutstropfen gibt es allerdings. Um richtig loslegen zu können, werden Sie nicht umhinkommen, Ihren kostenlosen ChatGPT-Account zum kostenpflichtigen PLUS-Account upzugraden, da die Anzahl der möglichen Interaktionen mit der KI ansonsten beschränkt ist.

Immerhin geht das Upgrade sehr einfach und wird ebenfalls ausführlich in der Video-Anleitung beschrieben, die Ihnen auf unserer Website kostenlos zur Verfügung steht. Aktuell verlangt Open AI für den uneingeschränkten Zugang zu allen Funktionen etwa 22 Euro pro Monat. Meines Erachtens ein fairer Preis für den Mehrwert, den Sie dadurch erhalten, zumal diese Option monatlich gekündigt werden kann.

3.1 Negative Glaubenssätze – und welchen Einfluss sie auf uns haben

Bevor wir gleich testen, wie gut sich mit einem spezialisierten Wissensbot negative Glaubenssätze auflösen lassen, noch ein paar grundsätzliche Informationen zum Thema: In meinem 2019 erschienenen Buch *Depression und Burnout loswerden* habe ich bereits ausführlich über die zerstörerische Macht negativer Glaubenssätze berichtet. In der kognitiven Verhaltenstherapie gehört das Erkennen und Auflösen dieser ungünstigen Selbstprogrammierungen schon seit den 1960er-Jahren zum Standardrepertoire jedes guten Therapeuten.

In den 1980er-Jahren entwickelte die amerikanische Bestsellerautorin Byron Katie dann mit »The Work« eine Methode, mit der die Glaubenssatzarbeit auch ohne therapeutische Hilfe wirkungsvoll umgesetzt werden kann. Millionen Menschen auf der ganzen Welt sind mittlerweile bekennende »Worker« und treffen sich regelmäßig, um sich gegenseitig beim Auflösen ihrer negativen Glaubenssätze zu helfen. Auch ich schätze diese Methode sehr und nutze sie oft. Für alle, die »The Work« noch nicht kennen, hier eine kurze Zusammenfassung:

Kurzfassung von »The Work«

Identifizieren Sie zuerst einen spezifischen Gedanken (Glaubenssatz), der Ihnen Stress oder Leid bereitet. Zum Beispiel:

»Ich bin nicht gut genug.« Dann stellen Sie sich folgende vier Fragen:

1. *Ist das wahr?* Entspricht dieser Gedanke wirklich der Wahrheit?
2. *Kannst du absolut sicher sein, dass das wahr ist?* Oder besteht die Möglichkeit, dass deine Wahrnehmung der Realität in irgendeiner Weise eingeschränkt oder falsch ist?
3. *Wie reagierst du, wenn du diesen Gedanken glaubst?* Betrachte, wie dieser Glaube deine Emotionen, Körperreaktionen und Verhaltensweisen beeinflusst.
4. *Wer wärst du ohne diesen Gedanken?* Stell dir vor, wie du dich fühlen und verhalten würdest, wenn du diesen Gedanken nicht glauben würdest.

Nun folgt das Kernstück von »The Work«, die sogenannte Umkehrung: Nachdem man die vier Fragen beantwortet hat, geht es darum, den Gedanken buchstäblich auf den Kopf zu stellen. Dazu überprüft man, ob auch das exakte Gegenteil wahr sein könnte. Eine mögliche Umkehrung lautet zum Beispiel: »Ich bin gut genug.« Oft ist es jedoch noch hilfreicher, den Satz mehr zu konkretisieren, sodass beim Nachdenken über die Umkehrung beispielsweise solche Gedanken aufkeimen:

- *Ich war zumindest gut genug, um meine Kinder gesund großzuziehen.*

- *Ich bin gut genug, um mit einem netten Mann verheiratet zu sein.*

- *Ich bin gut genug dafür, dass zwei meiner Freundinnen mich zu ihrer besten Freundin auserkoren haben.*

- *Ich war gut genug, um in der Schule zur Elternvertretung gewählt zu werden.*

Je mehr solcher Umkehrungen man findet, umso klarer wird, dass der ursprüngliche Glaubenssatz gar nicht wahr sein kann. Mit diesem Wissen fällt es künftig viel leichter, solche negativen Gedanken schnell abzuschütteln und sich stattdessen auf die eigenen Stärken zu besinnen. Lassen Sie uns nun testen, wie gut ein Custom GPT jemanden dabei unterstützen kann, mit »The Work« diesen persönlichen Wachstumsprozess in Gang zu setzen.

3.2 Bessere Ergebnisse mit spezialisierten Wissensbots

Eigentlich wissen sämtliche Versionen von ChatGPT schon recht gut, was negative Glaubenssätze sind und was man dagegen tun kann. Allerdings kam die KI zumindest bei meinen bisherigen Tests nicht auf die Idee, negative Glaubenssätze konkret mit »The Work« aufzulösen.

Deshalb schauen wir jetzt mal, ob es dafür nicht schon einen spezialisierten Wissensbot gibt, den wir benutzen können. Um das zu überprüfen, klicken wir bei ChatGPT 4 auf den Punkt »Explore GPTs« beziehungsweise »GPTs erkunden« und tippen dann in das Suchfenster zum Beispiel »Byron Katie« ein, also den Namen der Erfinderin von »The Work«. Und siehe da, zum Zeitpunkt unserer Suche gibt es nicht nur einen Custom GPT zu diesem Thema, sondern gleich neun.

Hierzu noch ein wichtiger Hinweis: Leider gibt es die meisten dieser spezialisierten Wissensbots zum Redaktionsschluss dieses Buches nur auf Englisch. Doch lassen Sie sich davon nicht abschrecken. Auch englische KIs reagieren souverän auf deutsche Eingaben und geben entsprechend deutsche Antworten.

Für unseren dritten Test wähle ich den Custom GPT »The Advanced Work Facilitator« (etwa: »Der fortgeschrittene Moderator für ›The Work‹«) und tippe dort einen negativen Glaubenssatz ein, den ich erst vor wenigen Tagen aufgeschnappt habe, als ich auf dem Markt frisches Gemüse kaufen wollte. Eine Dame, die vor mir an der Reihe war, sagte nämlich zu dem Verkäufer: »Eigentlich würde ich ja gerne hauptberuflich Kindern beibringen, wie man sein eigenes Gemüse anbaut, aber davon kann man ja nicht leben.«

Ich verwende diese Aussage wörtlich und ergänze sie noch um eine Rollenbeschreibung für die KI sowie die Aufforderung, mit jeweils nur einer Frage oder Aufgabe zu antworten. Das Ganze sieht dann wie folgt aus:

Marktbesucherin:
Eigentlich würde ich ja gerne hauptberuflich Kindern beibringen, wie man sein eigenes Gemüse anbaut, aber davon kann man ja nicht leben. Diesen Glaubenssatz würde ich gerne mit deiner Hilfe bearbeiten und hinterfragen. Bitte arbeite mit mir wie ein einfühlsamer Therapeut und stell mir in jeder deiner Antworten immer nur eine Frage oder Aufgabe.

Custom GPT:
Natürlich, ich freue mich, dass du diesen Glaubenssatz mit mir bearbeiten möchtest. Beginnen wir mit dem ersten Schritt. Kannst du mir beschreiben, wie du zu dem Glauben gekommen bist, dass man von der Arbeit, Kindern beizubringen, wie man sein eigenes Gemüse anbaut, nicht leben kann?

Marktbesucherin:
Hm, man hört doch ständig, wie schwer es ist, von dem zu leben, was man liebt, besonders in kreativen oder sozialen Berufen. Die Frage »Kannst du davon leben?« hallt wie ein Echo in meinem Kopf wider. Überall sieht man Kämpfe, hört von Schwierigkeiten. Da fängt man an, es selbst zu glauben. Und zu träumen erscheint mir naiv.

Custom GPT:
Es klingt, als ob die Meinungen und Erfahrungen anderer Menschen einen starken Einfluss auf deinen Glaubenssatz gehabt haben. Wenn wir uns jetzt darauf konzentrieren: Welche konkreten Beweise hast du in deinem eigenen Leben oder deiner eigenen Erfahrung, die bestätigen, dass man von der Arbeit, Kindern das Anbauen von eigenem Gemüse beizubringen, nicht leben kann?

Marktbesucherin:
Ganz ehrlich? Keine.

Custom GPT:
Interessant, dass du keine direkten Beweise aus deinem eigenen Leben hast, die diesen Glaubenssatz stützen. Wie fühlst du dich, wenn du erkennst, dass dieser Glaube vielleicht nicht auf deinen eigenen Erfahrungen basiert?

Marktbesucherin:
Ein wirklich interessanter Punkt. Das war mir so nicht bewusst.

Custom GPT:
Es ist oft ein Augenöffner, wenn wir realisieren, dass einige unserer Überzeugungen nicht direkt aus unseren eigenen Erfahrungen stammen. Wenn wir nun einen Schritt weiterge-

hen: Wie beeinflusst dieser Glaubenssatz, dass man von der Arbeit mit Kindern und dem Anbauen von Gemüse nicht leben kann, dein Handeln oder deine Entscheidungen?

Marktbesucherin:
Dieser Glaube bremst mich schon ganz schön aus. Immer wenn ich Lust habe, etwas Neues zu starten, kommt dieses kleine Flüstern: »Das bringt doch nichts.« Und dann mach ich's halt nicht. Dann bleibe ich im Sicherheitsmodus und wähle Wege, die sicher sind. So verharre ich, träume von dem, was sein könnte, aber wage nicht, irgendwas dafür zu machen.

Custom GPT:
Es klingt so, als hätte dieser Glaubenssatz einen starken Einfluss darauf, wie du deinen Träumen und Zielen nachgehst. Jetzt, da wir erkennen, wie dieser Glaube dich zurückhält, lass uns eine wichtige Frage stellen: Wer wärst du ohne diesen Glauben, dass man von der Arbeit, Kindern das Anbauen von eigenem Gemüse beizubringen, nicht leben kann?

Marktbesucherin:
Ohne diesen Gedanken wäre ich wohl freier. Ich würde mich wahrscheinlich mutiger fühlen, ohne gleich blindlings ins Unbekannte zu springen. Vielleicht würde ich klein anfangen, Schritt für Schritt, um zu sehen, ob und wie es funktionieren kann. Ich würde bestimmt offener sein, neue Wege zu erkunden. Wobei ich immer noch das Problem hätte, dass mein Garten wahrscheinlich viel zu klein ist. Ich glaube, ohne den Gedanken, dass ich nicht davon leben kann, würde ich mir mehr zutrauen, würde experimentieren. Ich wäre bereit, mich mehr einzubringen und zu engagieren, allerdings ohne alles auf eine Karte zu setzen. Kurz gesagt, ich wäre mutiger, aber nicht unvorsichtig.

Custom GPT:
Es klingt, als würdest du einen Raum für Möglichkeiten und Wachstum sehen, wenn dieser einschränkende Glaubenssatz nicht im Weg stehen würde. Deine Vision von schrittweisem Vorgehen und Experimentierfreudigkeit zeigt, dass du sowohl mutig als auch bedacht sein kannst. Angesichts dessen, wie wäre es, wenn du diesen Glaubenssatz umdrehst? Anstatt zu denken, dass man von der Arbeit, Kindern das Anbauen von eigenem Gemüse beizubringen, nicht leben kann, könntest du überlegen: »Ich kann einen Weg finden, von der Arbeit, Kindern das Anbauen von eigenem Gemüse beizubringen, zu leben, indem ich schrittweise vorgehe und experimentiere.« Wie fühlt sich diese Umkehrung für dich an?

Marktbesucherin:
Ein schöner Satz. Der gefällt mir und er macht mich auch irgendwie neugierig.

Custom GPT:
Es freut mich zu hören, dass diese Umkehrung Neugier in dir weckt! Die Neugier ist ein kraftvoller Motor für Veränderung und Wachstum. Mit dieser neu gewonnenen Perspektive, was wäre ein kleiner, machbarer Schritt, den du unternehmen könntest, um dieser Neugier zu folgen und zu experimentieren, wie es sein könnte, Kindern das Anbauen von eigenem Gemüse beizubringen?

Marktbesucherin:
Hm, weiß nicht. Hast du eine Idee, was ich machen könnte?

Custom GPT:
Wie wäre es, wenn du mit einer kleinen, überschaubaren Aktion beginnst, die dir Einblick gibt, wie dein Traum in der

Praxis aussehen könnte? Zum Beispiel könntest du einen Workshop oder einen Schnuppertag zum Thema »Gemüseanbau für Kinder« organisieren. Dies könnte in deinem Garten oder in Zusammenarbeit mit einer lokalen Schule, einem Gemeindezentrum oder sogar einem Kindergarten stattfinden. Für diesen ersten Schritt brauchst du nicht viel Platz – es geht eher darum, Erfahrungen zu sammeln, Feedback zu erhalten und zu sehen, wie die Kinder darauf reagieren. Dies könnte dir auch helfen, ein Netzwerk mit Interessierten und Unterstützern aufzubauen. Wie klingt das für dich?

Marktbesucherin:
Die Idee mit dem Kindergarten gefällt mir. Vielleicht finde ich ja einen mit einem kleinen Garten, sodass ich meinen eigenen gar nicht bräuchte.

Custom GPT:
Das klingt nach einem großartigen Plan! Die Idee, mit einem Kindergarten zusammenzuarbeiten, könnte nicht nur logistische Herausforderungen lösen, sondern auch eine bereichernde Gemeinschaftserfahrung für die Kinder schaffen. Es bietet dir zudem die Möglichkeit, deine Idee in einem unterstützenden und praxisnahen Umfeld zu testen. Was wäre dein nächster Schritt, um diese Idee weiter zu erforschen und eventuell in die Tat umzusetzen?

Marktbesucherin:
Tja, gute Frage. Vermutlich müsste ich erstmal rausbekommen, welche Kindergärten dafür überhaupt infrage kommen beziehungsweise Lust auf so ein Projekt haben. Hast du eine Idee, wie ich das anstellen könnte?

Custom GPT:
Ja, eine gute Strategie wäre, zunächst eine Liste von Kindergärten in deiner Nähe zu erstellen. Hier sind einige Schritte, wie du vorgehen könntest:

1. Online-Recherche: Nutze das Internet, um Kindergärten in deiner Umgebung zu finden. Achte dabei besonders auf solche Einrichtungen, die bereits Natur- oder Umweltprojekte durchführen oder einen eigenen Gartenbereich haben.
2. Kontaktaufnahme: Sobald du eine Liste hast, könntest du die Kindergärten per E-Mail oder Telefon kontaktieren. Erkläre kurz dein Projekt und dein Interesse daran, mit ihnen zusammenzuarbeiten. Frag nach, ob sie einen Gartenbereich haben und ob sie an einem solchen Projekt interessiert wären.
3. Netzwerke und Empfehlungen: Nutze dein persönliches Netzwerk. Vielleicht kennst du jemanden, der in einem Kindergarten arbeitet oder Kinder dorthin schickt. Persönliche Empfehlungen können Türen öffnen.
4. Besuche vor Ort: Wenn möglich, besuch einige der Kindergärten persönlich, um dir einen Eindruck von den Räumlichkeiten zu machen und direkt mit dem Personal zu sprechen. Ein persönliches Gespräch kann oft mehr bewirken als ein Telefonat oder eine E-Mail.
5. Informationsmaterial vorbereiten: Es könnte hilfreich sein, eine kleine Präsentation oder ein Informationsblatt über dein Projekt vorzubereiten, das du den Kindergärten zur Verfügung stellen kannst. Dies zeigt dein Engagement und deine Professionalität und macht es den Entscheidungsträgern leichter, sich für eine Zusammenarbeit zu entscheiden.

Wie klingen diese Schritte für dich? Sind das Vorgehensweisen, die du dir vorstellen könntest?

Marktbesucherin:
Wie würdest du mein Projekt in einer Mail erklären?

Custom GPT:
Für deine E-Mail an die Kindergärten könntest du eine einfache, aber herzliche und informative Struktur wählen. Hier ist ein Vorschlag, wie du deine Idee präsentieren könntest:

Betreff: Gemeinsames Projekt: Kindern den Spaß am Gemüseanbau vermitteln

---

Sehr geehrte [Name der Leitung/Ansprechperson],
mein Name ist [dein Name], und ich bin leidenschaftlich daran interessiert, Kindern die Freude und das Wissen über den Anbau eigenen Gemüses näherzubringen. Durch eigene Erfahrungen habe ich festgestellt, wie bereichernd und lehrreich der direkte Kontakt mit der Natur für Kinder sein kann. Deshalb möchte ich ein Projekt starten, das Kindern praktische Erfahrungen im Gemüseanbau bietet und ihnen gleichzeitig Werte wie Verantwortungsbewusstsein, Nachhaltigkeit und die Bedeutung gesunder Ernährung vermittelt.
Ich suche nach einem Kindergarten wie dem Ihren, der offen für die Durchführung eines solchen Projekts wäre, idealerweise mit einem kleinen Garten oder einem geeigneten Außenbereich, wo die Kinder selbst Hand anlegen können. Ziel des Projekts ist es, den Kindern in begleiteten Sessions nicht nur praktische Fähigkeiten, sondern auch ein Bewusstsein für die Umwelt und die Herkunft unserer Nahrung zu vermitteln.
Ich würde mich sehr freuen, wenn wir die Möglichkeit hätten, über eine potenzielle Zusammenarbeit zu sprechen und zu erkunden, wie dieses Projekt in Ihr pädagogisches Konzept passen könnte. Ich bin überzeugt, dass wir den Kindern eine wertvolle Erfahrung bieten können, die sie nachhaltig prägt und begeistert.

Bitte lassen Sie mich wissen, wann Ihnen ein Gespräch darüber am besten passen würde. Ich bin flexibel und kann mich nach Ihren Zeitvorgaben richten.
Vielen Dank für Ihre Zeit und Ihre Überlegung. Ich freue mich darauf, von Ihnen zu hören.

Mit freundlichen Grüßen
[Dein Name] [Kontaktinformationen]

Diese Vorlage ist natürlich nur ein Ausgangspunkt. Du solltest sie an deine persönlichen Vorstellungen und die spezifischen Bedingungen deines Projekts anpassen. Was denkst du darüber?

Marktbesucherin:
Super, vielen Dank. Du hast ja auch geschrieben, dass ich nach Möglichkeit die Kindergärten lieber persönlich aufsuchen sollte, weil ein persönliches Gespräch oft mehr bewirken kann als ein Telefonat oder eine E-Mail. Davor habe ich ein bisschen Angst. Wie fange ich so ein Gespräch am besten an?

Custom GPT:
Es ist ganz natürlich, etwas nervös zu sein, wenn es darum geht, neue Kontakte zu knüpfen und über ein Projekt zu sprechen, das dir am Herzen liegt. Ein persönliches Gespräch kann jedoch sehr wirkungsvoll sein, um Interesse zu wecken und eine Verbindung aufzubauen. Hier sind ein paar Tipps, wie du das Gespräch beginnen könntest:

1. Vorbereitung ist alles: Bevor du den Kindergarten besuchst, bereite dich gut vor. Überleg dir, was du über dein Projekt sagen möchtest und welche Fragen du stellen könntest. Eine klare Vorstellung davon zu haben, was du kommunizieren möchtest, kann viel zur eigenen Sicherheit beitragen.

2. Persönliche Vorstellung: Beginn das Gespräch mit einer freundlichen und offenen Vorstellung deiner Person und erklär kurz, warum du dieses Projekt starten möchtest. Zum Beispiel: »Guten Tag, mein Name ist [dein Name], und ich habe ein Projekt ins Leben gerufen, bei dem es darum geht, Kindern den Anbau von Gemüse näherzubringen. Ich glaube fest an die positive Wirkung, die praktische Naturerfahrungen auf die Entwicklung von Kindern haben können.«
3. Interesse zeigen: Zeig Interesse an der Einrichtung und deren Programmen. Eine Frage wie »Ich würde gerne mehr darüber erfahren, wie Ihr Kindergarten mit Themen wie Naturerziehung und Nachhaltigkeit umgeht« kann ein guter Gesprächseinstieg sein und zeigt, dass du dich informieren und einfügen möchtest.
4. Dein Projekt vorstellen: Erkläre dann dein Projekt in einfachen, klaren Worten. Betone, wie es den Kindern und dem Kindergarten zugutekommen könnte. »Ich würde mich freuen, mit Ihnen zusammenzuarbeiten, um den Kindern durch praktische Erfahrungen im Garten eine Verbindung zur Natur und ein Verständnis für gesunde Ernährung zu vermitteln.«
5. Feedback einholen: Frag nach ihrer Meinung oder Interesse an deinem Projekt. »Ich würde gerne Ihre Gedanken dazu hören und ob Sie denken, dass so ein Projekt hier bei Ihnen umsetzbar wäre.«
6. Dankbarkeit ausdrücken: Schließ das Gespräch, indem du dich für ihre Zeit und Aufmerksamkeit bedankst, unabhängig davon, wie das Gespräch verlaufen ist. »Vielen Dank, dass Sie sich die Zeit genommen haben, mit mir zu sprechen. Ich freue mich auf die Möglichkeit, vielleicht in Zukunft zusammenzuarbeiten.«

Ein solches Gespräch kann eine Tür öffnen und den Grundstein für eine erfolgreiche Zusammenarbeit legen. Denk daran, authentisch zu sein und deine Leidenschaft für das Projekt zum Ausdruck zu bringen. Wie fühlt sich das für dich an?

Marktbesucherin:
Ich bin immer noch nervös, wenn ich daran denke, da einfach so hinzugehen. Aber nun kann ich mich ja darauf vorbereiten und der Rest wird sich hoffentlich ergeben. Ich würde sagen: Entweder es passt oder nicht. Ich habe ja nichts zu verlieren.

Custom GPT:
Genau, du hast die richtige Einstellung! Es ist ganz natürlich, nervös zu sein, aber deine Vorbereitung und die klare Vision für dein Projekt sind starke Fundamente. Indem du dich darauf konzentrierst, was du zu bieten hast, und offen für das Gespräch bist, öffnest du die Tür für neue Möglichkeiten. Und du hast recht: Im schlimmsten Fall passt es einfach nicht, und du hast wertvolle Erfahrungen gesammelt, die dich auf den nächsten Schritt vorbereiten. Jeder Schritt, auch wenn er klein erscheint, bringt dich deinem Ziel näher.

Und vergiss nicht, dass jeder große Wandel oft mit einem kleinen Schritt beginnt. Es ist mutig von dir, diesen Schritt zu wagen, und diese Art von Mut führt oft zu den lohnendsten Erfahrungen und Erfolgen. Wenn du Unterstützung oder einen Rat brauchst, bin ich hier, um zu helfen. Viel Erfolg!

Auswertung des ersten Gesprächs mit einem Custom GPT

ChatGPT 4 schafft es in Verbindung mit einem Custom GPT problemlos, ein echtes Gespräch zu führen. Zwar neigt die KI auch hier am Ende dazu, wieder in Aufzählungen abzudriften, doch mit einem einzigen Satz hätte man den Chatbot wieder dazu bringen können, die Punkte einzeln durchzugehen. Ansonsten ist die Art und Weise, wie die KI die Marktbesucherin durch den Prozess von »The Work« führt, geradezu vorbildlich. Und die Tatsache, dass der Chatbot ganz nebenbei ein perfektes Anschreiben für Kindergärten aus dem Hut zaubert, ist ein echter Mehrwert, den Therapeuten aus Fleisch und Blut so nie hätten leisten können.

Doch egal wie gut ein maßgeschneiderter Wissensbot auch sein mag, zu einem derart hilfreichen Gespräch kommt es erst, wenn bei Betroffenen bereits ein gewisser Grad an Selbsterkenntnis vorhanden ist. Wer sich nicht bewusst ist, dass er durch negative Glaubenssätze sein Leben unnötig schwer macht, der wird auch keine KI um Hilfe bitten, um diese schädliche Selbstprogrammierung zu beenden. Stattdessen wird der Grund für das eigene Scheitern weiter im Außen gesucht – bei anderen Menschen, der Gesellschaft, dem Staat oder den besonderen Umständen. Und da sich erfahrungsgemäß viele solcher Gründe finden lassen, kann es mitunter sehr lange dauern, bis jemand ohne die Hilfe eines erfahrenen Therapeuten beginnt, die Gründe für sein Scheitern bei sich selbst zu suchen.

Die gute Nachricht lautet jedoch, dass bereits wenige Tage intensiver Arbeit mit »The Work« ausreichen, um signifikante Änderungen in nahezu allen Lebensbereichen zu bewirken. Wer wenigstens eine Woche lang bereit ist zu testen, ob so manche Sorge nicht doch hausgemacht ist, der verliert im schlechtesten Fall nur etwas Zeit. Im besten Fall kann erfolgreiche Glaubenssatzarbeit aber der Schlüssel zu einem schönen und erfolgreichen Leben sein. Und mit KI-Unterstützung ist das heute leichter als jemals zuvor.

Nun brauchen Sie nur noch ein zuverlässiges Warnsystem, das sofort Alarm schlägt, sobald Sie wieder Gefahr laufen, auf einen

Ihrer negativen Glaubenssätze hereinzufallen. Und ob Sie es glauben oder nicht, so ein Warnsystem haben Sie bereits fest installiert.

3.3 Wie Sie negative Glaubenssätze sicher entlarven

Jedes Mal, wenn Sie sich depressiv, kraftlos, ängstlich, traurig, wütend, neidisch, hilflos oder aggressiv fühlen, ist das ein zuverlässiger Hinweis darauf, dass Sie wieder mit einem negativen Glaubenssatz befasst waren. Damit diese Emotionen überhaupt entstehen können, muss nämlich *unmittelbar zuvor* ein negativer innerer Dialog stattfinden, beziehungsweise müssen belastende Bilder in Ihrem Kopf aufblitzen. Meist laufen diese Gedanken jedoch so schnell ab, dass wir uns dessen nicht bewusst sind. Was wir hingegen sehr deutlich wahrnehmen, sind die daraus resultierenden Gefühle. Und das macht sie mit Abstand zum besten Warnsystem für negative Glaubenssätze.

Gewöhnt man sich an, bei jedem negativen Gefühl sofort innerlich »Stopp!« zu sagen und zu hinterfragen, welcher Gedanke einem da schon wieder durch den Kopf gegangen ist, dann passiert etwas ganz Erstaunliches. Binnen wenigen Tagen realisiert man immer öfter, dass negative Glaubenssätze tatsächlich dafür verantwortlich sind, wie wir uns fühlen. Durch die konsequente Bearbeitung dieser schädlichen Gedanken mit »The Work« gelingt es dann immer häufiger, diese so zu verändern, dass die daraus resultierenden Gefühle positiv oder zumindest neutral sind.

Gut möglich, dass es Ihnen schlicht zu anstrengend ist, Ihre Gedanken derart zu kontrollieren. Gerade am Anfang ist das sehr gewöhnungsbedürftig und mitunter sogar frustrierend – vor allem dann, wenn einem schmerzhaft bewusst wird, wie häufig negative Glaubenssätze tatsächlich für das eigene Empfinden verantwortlich sind. Doch glauben Sie mir, die Mühe lohnt sich. Denn schon nach wenigen Tagen ist es mit »The Work« möglich, die Anzahl der Gedanken drastisch zu reduzieren, mit denen man sich selbst das Leben erschwert. Und das führt ganz automatisch zu mehr Zufriedenheit und Lebensglück.

3.4 Virtueller Ratgeber mit gewissen Vorteilen

Das Beispiel der Marktbesucherin hat eindrücklich gezeigt, wie weit die Fähigkeiten künstlicher Intelligenz bereits vorangeschritten sind. Zudem wurde ein weiterer Vorteil sichtbar, den ein virtueller Ratgeber gegenüber einem menschlichen hat: Er ist kein »Fachidiot«.

Psychiater und Psychotherapeuten sind zwar in der Regel in ihrem Fachgebiet hervorragend ausgebildet, doch mangelt es ihnen mitunter an anderen Kompetenzen, die ebenfalls hilfreich sein könnten. Kommt beispielsweise ein Unternehmer oder Selbstständiger mit einem Burnout-Syndrom in die Praxis, dann hilft es meist wenig, ihm Entspannungstechniken beizubringen oder zu einer ausgewogeneren Work-Life-Balance zu raten. Solange der Betroffene überzeugt davon ist, die bisherige Menge an Arbeit auch weiterhin leisten zu müssen, weil sonst seine Existenz gefährdet ist, werden rein therapeutische Ansätze nur bedingt weiterhelfen.

Gelingt es im Rahmen einer Therapie jedoch, grundsätzlich etwas am Business-Mindset zu verändern, sieht die Sache schon anders aus. Mit Methoden wie Blue Ocean, Lean Start-up, dem Parkinson'schen Gesetz oder auch dem Pareto-Prinzip ist es nämlich durchaus möglich, die Arbeitszeit des Patienten deutlich zu reduzieren und sein Geschäft zugleich noch rentabler zu machen. Diese Methoden stammen jedoch nicht aus der Psychotherapie, sondern aus dem klassischen Business-Coaching, ebenso wie das Wissen darum, dass Selbstständige oft in einer »Facharbeiter-Unternehmer-Falle« feststecken. Was genau es damit auf sich hat, erfahren Sie noch ausführlich in Kapitel 4.3.

Dass das nicht bloße Theorie ist, sondern diese Methoden die Psychotherapie buchstäblich aufs nächste Level bringen können, ist übrigens gut belegt. Die Psychiater, Psychotherapeuten und Heilpraktiker für Psychotherapie, die bei uns im Institut für moderne Psychotherapie eine Weiterbildung absolviert haben, nutzen all diese Business-Tools schon seit Jahren erfolgreich in ihren Praxen. Dadurch ist es oft möglich, die Ursachen eines Burnout-Syndroms binnen wenigen Wochen vollständig aus der Welt zu schaffen. Es gibt nämlich zahlreiche Situationen, in denen psychische Probleme nur deshalb entstehen, weil einer der folgenden Glaubenssätze im Spiel ist:

- *Von dem, was mir Spaß macht, kann man nicht leben.*
- *Ich bin zu alt, um noch etwas Neues anzufangen.*
- *Das lerne ich nie.*
- *Wenn ich es nicht selbst mache, dann wird es nicht ordentlich gemacht.*
- *Die Konkurrenz ist einfach zu groß.*
- *Ohne Startkapital brauche ich gar nicht erst anfangen.*
- *Es ist total schwer, gute Mitarbeiter zu finden.*
- *Wenn ich mich jetzt von diesem anstrengenden Kunden trenne, kann ich gleich dichtmachen.*

Denjenigen, die beim Lesen des einen oder anderen Punktes jetzt spontan gedacht haben: »Aber das stimmt doch«, möchte ich sagen: »Nein, all das stimmt nicht!« Das sind nur Glaubenssätze, die zwar allesamt Realitäten erschaffen, aber nur so lange, wie man daran glaubt.

Doch Achtung: Es reicht nicht aus, negative Glaubenssätze nur als solche zu entlarven. Therapeuten, die nicht selbst über die nötigen Skills verfügen, sollten Betroffene diesbezüglich sofort an einen guten Business-Coach vermitteln. Nur so ist es möglich, die stressauslösenden Faktoren schnell zu beseitigen, ohne den Patienten dabei in existenzielle Nöte zu bringen. Diese Form der interdisziplinären Zusammenarbeit geschieht jedoch leider noch viel zu selten.

Hier kommt der KI-Therapeut ins Spiel: Er hat hierbei weniger Berührungsängste. Bei ihm ist man immer nur eine Frage vom nächsten, vielleicht entscheidenden Tipp entfernt – egal ob es um geschäftliche Themen, Kindererziehung oder Gemüseanbau geht. Denn der Wissensschatz, auf den ein Chatbot zurückgreifen kann, ist nahezu unbegrenzt, sobald ihm die richtigen Fragen gestellt werden.

Kapitel 4: Mit Chatbots gegen ein Burnout-Syndrom vorgehen

Wenn die Ursachen eines Burnout-Syndroms bekannt sind, ist ein KI-Therapeut fast immer eine wertvolle Hilfe, um das Gefühl der permanenten Überforderung abzumildern. Ist der Chatbot hingegen gezwungen, selbst herauszufinden, weshalb sich jemand ausgebrannt und leer fühlt, kann das Gespräch sich mitunter unnötig in die Länge ziehen. Deshalb werden wir uns in Kapitel 4.3 drei der häufigsten Gründe ansehen, weswegen Menschen im Burnout landen. Sollte einer dieser Punkte auf Sie zutreffen, können Sie die KI direkt auf die richtige Fährte locken und somit wertvolle Zeit sparen. Was ebenfalls hilfreich ist, um sofort bessere Ergebnisse zu bekommen, ist die Möglichkeit, Chatbots eine klare Rolle zuzuweisen. Wie das funktioniert, zeige ich Ihnen im nächsten Fallbeispiel.

4.1 Wie Sie einer KI eine Rolle zuweisen

Stellen Sie sich vor, Sie könnten aus einer Vielzahl von Therapeuten jederzeit denjenigen auswählen, der gerade am besten zu Ihrer Stimmung passt. Zudem hätten Sie erheblichen Einfluss auf den Tonfall während des Gesprächs. Wollen Sie ab und an zum Lachen gebracht werden, zum Nachdenken oder brauchen Sie gerade einfach nur eine große Portion Mitleid? Egal worum Sie den Chatbot bitten, er wird Ihrem Wunsch entsprechen.

Vielleicht haben Sie bereits ein wenig Therapieerfahrung. Dann können Sie Ihrem KI-Therapeuten überdies mitteilen, was Ihnen bereits geholfen hat und was nicht. All das schreiben Sie in das Eingabefenster von ChatGPT, und schon ist das fertig, was man in der KI-Welt einen Prompt nennt. Dass es Ihnen damit auf Anhieb gelingt, Ihren ganz persönlichen Wunschtherapeuten zu erschaffen, kann ich nicht garantieren. Wenn Sie jedoch bereit sind, bei Bedarf die eine oder andere Anweisung zu konkretisieren, dann sollten Sie bereits nach wenigen Minuten einen Gesprächspartner zur Verfügung haben, mit dem Sie gerne zusammenarbeiten und der Ihnen wirklich helfen kann. Klingt zu schön, um wahr zu sein? Lassen wir es mit dem nächsten Fallbeispiel auf einen Versuch ankommen.

4.2 Was KI-Therapie bei Burnout leisten kann – und was (noch) nicht

Christoph arbeitet Teilzeit in einem Computerladen. Nebenher programmiert er freiberuflich noch Websites für kleine Geschäfte und andere Freiberufler. Unter Zeitdruck neigt Christoph dazu, sich noch mehr Arbeit aufzuhalsen. Er realisiert das aber in solchen Momenten nicht und wird entsprechend sauer, wenn seine Lebensgefährtin Martina ihn darauf aufmerksam macht. Oft kommt es dann zu Streitereien, nach denen Christoph sich in sein kleines Büro zurückzieht und stundenlang wie gelähmt ist. In den Tagen danach fühlt er sich oft kraftlos, ausgebrannt und neigt zu depressiven Schüben.

Christoph war schon einmal für sechs Wochen in einer psychosomatischen Klinik. Dort hat er gute Erfahrungen mit kognitiver Verhaltenstherapie gemacht. Einer der Therapeuten dort hat bei ihm überdies Techniken aus der provokativen Therapie angewandt, was ebenfalls gut funktioniert hat. Vor allem die humorvolle Art, mit der der Therapeut ihn zwar einerseits auf die Palme brachte, ihm dadurch andererseits aber auch zu wertvollen Erkenntnissen verhelfen konnte, hat Christoph nachhaltig beeindruckt. Als er zu Hause nach provokativer Therapie googelt, findet er einige Beispiele, die dem ähneln, was er in der Klinik erlebt hat. Deshalb geht er davon aus, dass er nach einer Methode behandelt wurde, die von Frank Farrelly entwickelt wurde.

Auf der Suche nach weiterer Hilfe stößt Christoph schließlich auf mein Buch *Depression und Burnout loswerden*. Die darin vorgestellte Bernhardt-Methode findet er als Ergänzung zur provokativen Therapie ebenfalls spannend, auch wenn er bislang noch keine Zeit gefunden hat, sich näher damit zu beschäftigen.

In der Therapie wurde Christoph erklärt, dass er ein schweres Burnout-Syndrom hat und aufpassen muss, damit sich daraus keine Depression entwickelt. Da er so schnell keinen weiteren Klinikaufenthalt bewilligt bekommt, versucht er sein Glück mit einem KI-Therapeuten. Dazu tippt er den folgenden Prompt in das Eingabefenster von ChatGPT 4:

Hallo, ChatGPT. Ich möchte, dass du die Rolle meines Psychotherapeuten übernimmst. Du bist auf Depressionen und Burnout spezialisiert. Führ mit mir eine Gesprächstherapie durch. Mein primäres Ziel ist es, herausfinden, warum ich unter Termindruck dazu neige, mir zusätzliche Aufgaben aufzuhalsen, die überhaupt nicht dringend sind. Nutze dazu bitte die Methoden der kognitiven Verhaltenstherapie, der provokativen Therapie nach Frank Farrelly und der Bernhardt-Methode. Eine Prise Humor kann dabei nicht schaden.

ChatGPT 4:
Hallo! Es ist mir eine Ehre, heute in der Rolle deines virtuellen Psychotherapeuten zu agieren. Wir werden gemeinsam versuchen, ein besseres Verständnis für deine Tendenz zu entwi-

ckeln, unter Termindruck zusätzliche, nicht dringende Aufgaben zu übernehmen. Wir nutzen dabei Ansätze aus der kognitiven Verhaltenstherapie (KVT), der provokativen Therapie und der Bernhardt-Methode, garniert mit einer Prise Humor. Lass uns beginnen.

Kognitive Verhaltenstherapie (KVT)
Identifizierung von Gedanken: Zunächst ist es wichtig, die spezifischen Gedanken und Überzeugungen zu identifizieren, die dich dazu bringen, mehr Aufgaben anzunehmen, als du bewältigen kannst. Welche Gedanken gehen dir durch den Kopf, wenn du eine neue Aufgabe in Betracht ziehst? Vielleicht denkst du, dass du beweisen musst, wie leistungsfähig du bist, oder dass du befürchtest, Möglichkeiten zu verpassen.

Herausforderung dieser Gedanken: Sobald wir diese Gedanken identifiziert haben, können wir anfangen, sie herauszufordern. Wie realistisch sind sie? Gibt es Beweise, die gegen diese Gedanken sprechen? Zum Beispiel könntest du überlegen, ob die Übernahme zusätzlicher Aufgaben tatsächlich zu den gewünschten Ergebnissen führt, oder ob sie letztendlich zu mehr Stress und weniger Effizienz führt.

Provokative Therapie
Konfrontation mit Humor: Mit einem Augenzwinkern könnten wir sagen: »Natürlich, das Beste, was man tun kann, wenn man bereits unter Wasser steht, ist, noch ein paar Eimer Wasser dazuzuschütten. Wer braucht schon Luft zum Atmen, wenn man stattdessen das herrliche Gefühl von Überforderung genießen kann?« Diese Übertreibung soll dir helfen, die Absurdität der Situation zu erkennen, und dich dazu anregen, aus einem neuen Blickwinkel darüber nachzudenken.

Bernhardt-Methode
Fokus auf Lösungen und Ressourcen: Anstatt sich auf das Problem zu konzentrieren, schauen wir uns an, welche Ressourcen und Fähigkeiten du bereits hast, die dir helfen können, deine Neigung zu überdenken. Welche Erfahrungen hast du in der Vergangenheit gemacht, in denen du effektiv Nein sagen oder deine Aufgaben effizient priorisieren konntest? Was hat in diesen Situationen geholfen?

Umsetzung
Kleine Schritte: Beginnen wir damit, kleine, konkrete Schritte zu definieren, die du unternehmen kannst, um dein Verhalten zu ändern. Vielleicht könntest du damit anfangen, bei jeder neuen Aufgabe, die du in Betracht ziehst, eine kurze Pause einzulegen und dich zu fragen: »Ist das wirklich notwendig? Habe ich bereits genug auf meinem Teller?«

Wie fühlt sich das für dich an? Gibt es bestimmte Gedanken oder Strategien, die für dich besonders ansprechend klingen oder bei denen du Widerstand spürst?

Christoph:
Bevor ich dir antworte, noch eine Bitte. Unterteile die einzelnen Methoden nicht, sondern füge sie in einem Text zusammen. Von dem, was du bisher geschrieben hast, gefällt mir der provokative Ansatz am besten. Nach jeder Provokation einen Blick auf meine Ressourcen zu werfen, finde ich ebenfalls gut. Lass uns schauen, wie wir damit weiterkommen.

ChatGPT 4:
Perfekt, dann fokussieren wir uns zuerst auf eine Mischung aus Provokation und Ressourcenorientierung. Wir starten mit einer provokativen Frage:

»Stell dir vor, dein Tag hat plötzlich 48 Stunden. Denkst du, du würdest diese zusätzliche Zeit nutzen, um endlich mal durchzuatmen, oder würdest du sie eher damit verbringen, dir noch mehr nicht dringende Aufgaben aufzuhalsen, nur um sicherzustellen, dass jede Minute mit maximaler Effizienz gefüllt ist? Wie ein Hamster im Laufrad, der denkt, er müsste das Rad noch schneller drehen, um irgendwie voranzukommen.«
Was sind deine ersten Gedanken zu dieser Übertreibung? Fühlst du dich ertappt, amüsiert oder erkennst du dich sogar ein bisschen darin wieder?
Denk mal an eine Situation zurück, in der es dir gelungen ist, Nein zu sagen oder deine Zeit so zu nutzen, dass du dich entspannt und zufrieden gefühlt hast. Was genau hast du in dieser Situation gemacht? Welche Ressourcen (innere Stärken, Unterstützung durch andere, organisatorische Fähigkeiten et cetera) hast du dabei genutzt?
Die Idee ist, dass wir durch diese Art von Fragen und Antworten schrittweise zu einer Strategie kommen, die dir hilft, deine Neigung, dich unter Druck zu setzen, besser zu verstehen und zu verändern.

Christoph:
Mist, ich fühle mich schon ertappt. Selbst 48 Stunden würde ich bis zur letzten Sekunde mit Aufgaben vollknallen. Warum mache ich das nur? Irgendeine Idee? Nun zu deiner anderen Frage. Ja, ich kann auch Nein sagen. Ich habe ja noch eine Teilzeitstelle in einem Computerladen. Da fällt es mir leicht, auch mal Nein zu sagen. Aber sobald ich mein eigener Chef bin, klappt das nicht mehr. Ist das nicht schräg?

ChatGPT 4:
Das ist eine sehr interessante Beobachtung und gar nicht so ungewöhnlich, wie du vielleicht denkst. Die Tatsache, dass

du in deiner Teilzeitstelle im Computerladen in der Lage bist, Nein zu sagen, zeigt, dass du durchaus über die Fähigkeit und die Ressourcen verfügst, Grenzen zu setzen. Es scheint, als ob der Kontext hier eine entscheidende Rolle spielt.
Wenn du dein eigener Chef bist, könnte der Druck, den du spürst, von inneren Überzeugungen und Erwartungen herrühren, die du an dich selbst stellst. Vielleicht ist da dieser Glaube, dass du als Selbstständiger ständig »mehr« machen musst, um erfolgreich zu sein oder um Anerkennung und Sicherheit zu erlangen. Diese Überzeugungen können dazu führen, dass du dir selbst keinen Raum für Fehler oder Ruhe gönnst, weil du befürchtest, dass das deinen Erfolg gefährden könnte.
Wie wäre es, wenn wir dieses Gefühl der Notwendigkeit, ständig mehr zu tun, wenn du dein eigener Chef bist, mit der Fähigkeit konfrontieren, in deiner Rolle im Computerladen Grenzen zu setzen? Kannst du dir vorstellen, was passieren würde, wenn du versuchst, dieselbe Logik des Nein-Sagens und der Grenzsetzung auf deine Selbstständigkeit anzuwenden? Was wäre das Schlimmste, das passieren könnte, und wie realistisch ist dieses Szenario?
Und hier kommt eine kleine provokative Frage: Glaubst du, dass dein Business plötzlich in Flammen aufgehen würde, wenn du dir erlaubst, eine Aufgabe auf morgen zu verschieben, oder könnte es sein, dass du dadurch sogar produktiver und zufriedener wirst, weil du dir erlaubst, zu atmen und Prioritäten zu setzen?
Lass uns diesen Gedanken weiterverfolgen und schauen, welche Ressourcen du aus deiner Erfahrung im Computerladen auf deine Selbstständigkeit übertragen kannst.

Christoph:
Okay, das sind eine Menge Fragen auf einmal. Bitte komm künftig mit einer Frage nach der anderen. Also, mit der Vermutung,

dass ich glaube, als Selbstständiger mehr machen zu müssen, um Erfolg, Sicherheit und Anerkennung zu bekommen, triffst du leider voll ins Schwarze.
Was deine Frage nach der Logik des Nein-Sagens betrifft, bin ich erst mal ratlos. Das Schlimmste, was passieren könnte, wäre vermutlich der Verlust von Erfolg und letztlich auch finanzieller Sicherheit.
Die letzte Frage ist spannend. Denn ich merke gerade, dass ich ja ganz oft Sachen auf morgen verschiebe. Der Termindruck entsteht ja eigentlich erst dadurch, dass ich mich oft tagelang nicht zum selbstständigen Arbeiten motivieren kann. Erst wenn die Luft richtig brennt, fange ich an. Und dann bin ich so blöd zu glauben, dass ich alles, was sonst noch liegen geblieben ist, auch noch miterledigen muss.

ChatGPT 4:
Es ist sehr aufschlussreich zu hören, wie du deine Situation reflektierst. Deine Einsichten helfen uns, genauer zu verstehen, was hinter deinem Verhalten steckt. Es scheint, als gäbe es eine Art Zyklus: Die Herausforderung, dich zum selbstständigen Arbeiten zu motivieren, führt zu Verzögerungen, was wiederum den Druck erhöht, wenn die Deadline näher rückt. Und in diesem Druckmoment fühlst du die Notwendigkeit, nicht nur die anstehenden Aufgaben zu erledigen, sondern auch alles Mögliche, was liegen geblieben ist, in Angriff zu nehmen.
Die Frage nach dem Nein-Sagen und der Logik dahinter führt uns zu einem wichtigen Punkt: Das Nein-Sagen zu bestimmten Aufgaben (oder das Verschieben auf morgen) führt nicht automatisch zum Verlust von Erfolg oder finanzieller Sicherheit. Tatsächlich kann es eine kluge Strategie sein, Prioritäten zu setzen und sicherzustellen, dass du deine Energie auf das konzentrierst, was wirklich wichtig und dringend ist.

Jetzt, wo wir diesen Zyklus identifiziert haben, könnten wir überlegen, wie du diesen durchbrechen kannst. Weil du sagst, dass du oft Dinge auf morgen verschiebst, bis die »Luft richtig brennt«, könnten wir hier ansetzen:
Frage: Wie könntest du deine Arbeit so strukturieren, dass du regelmäßiger an deinen Projekten arbeitest, ohne dass es zu diesem enormen Druck kommt? Gibt es kleine Schritte oder Routinen, die du einführen könntest, um deine Motivation zu steigern, bevor der Druck unerträglich wird?
Die Idee ist, Wege zu finden, um nicht in die Falle zu tappen, zu glauben, dass du alles gleichzeitig machen musst, wenn der Druck am höchsten ist. Indem du dir bewusst machst, dass dieses Verhalten einem Muster folgt, kannst du beginnen, dieses Muster zu verändern.

Christoph:
Ich habe keine Ahnung, wie ich meine Arbeit besser strukturieren kann. Hast du vielleicht Vorschläge? Mich würde auch interessieren, warum ich oft keine Lust habe, wenn noch genügend Zeit ist. Es scheint fast so zu sein, als würde ich mich absichtlich in stressige Situationen bringen, weil ich erst unter Stress die Energie entwickle, loszulegen.

ChatGPT 4:
Es klingt, als würdest du unter Druck tatsächlich besser funktionieren, was für viele Menschen zutrifft. Sie finden, dass ein gewisser Grad an Stress oder Druck ihnen hilft, sich zu konzentrieren und effektiver zu arbeiten. Dies kann jedoch zu einem problematischen Zyklus führen, wenn der Stress zu hoch wird und langfristig zu Erschöpfung führt. Lass uns einige Strategien erkunden, wie du deine Arbeit besser strukturieren und motivierter an Aufgaben herangehen kannst, bevor der Stresspegel zu hoch wird.

Kleine, erreichbare Ziele setzen

Beginne jeden Tag oder jede Woche mit der Festlegung von kleinen, erreichbaren Zielen. Diese sollten so gestaltet sein, dass du sie realistisch erreichen kannst, ohne dich übermäßig zu stressen. Indem du dir klare, erreichbare Ziele setzt, kannst du ein Gefühl der Zufriedenheit und des Fortschritts erleben, das motivierend wirkt.

Zeitblöcke einplanen

Plane feste Zeitblöcke für bestimmte Aufgaben ein. Diese Struktur kann helfen, Prokrastination zu vermeiden, da du genau weißt, wann du was tun wirst. Beginn mit den Aufgaben, die dir am wenigsten Spaß machen, wenn deine Energie am höchsten ist, normalerweise am Morgen.

Belohnungssystem einführen

Setz Belohnungen für das Erreichen von Zielen. Das kann so einfach sein wie eine kurze Pause, um einen Kaffee zu trinken, nachdem du eine bestimmte Aufgabe abgeschlossen hast, oder wie eine größere Belohnung, wenn du ein großes Projekt fertigstellst.

»Warum« hinter der Aufgabe erkunden

Manchmal ist die Motivation gering, weil die Verbindung zwischen der Aufgabe und dem, was dir wichtig ist, nicht klar ist. Versuch, das »Warum« hinter jeder Aufgabe zu erkunden. Wie trägt sie zu deinen langfristigen Zielen bei? Dies kann helfen, die Bedeutung und den Wert der Arbeit zu erkennen, selbst wenn sie nicht unmittelbar ansprechend ist.

Arbeitsumgebung optimieren

Stell sicher, dass deine Arbeitsumgebung inspirierend und frei von Ablenkungen ist. Manchmal kann eine kleine Veränderung in der Umgebung einen großen Unterschied in der Motivation machen.

Pausen und Freizeit planen
Stell sicher, dass du regelmäßige Pausen einplanst und Zeit für Aktivitäten außerhalb der Arbeit hast. Das kann paradoxerweise die Produktivität steigern, da es dem Gehirn Zeit gibt, sich zu erholen und zu regenerieren.
Zur Frage, warum du oft keine Lust hast, wenn noch genügend Zeit ist: Es könnte sein, dass du, wie du selbst sagtest, die Energie und den Fokus, die Stress mit sich bringt, unbewusst als Antriebskraft nutzt. Dies könnte darauf hindeuten, dass du lernen musst, Motivation aus anderen Quellen zu schöpfen, die weniger schädlich für dein langfristiges Wohlbefinden sind.

Reflexionsfrage:
Gibt es Aktivitäten oder Projekte, bei denen du dich nicht auf den letzten Drücker verlassen musst, um sie zu beginnen? Überlege, was bei diesen anders ist – könnte es die Art der Aufgabe sein, das Interesse daran oder vielleicht das Fehlen eines externen Drucks?
Indem du diese Strategien ausprobierst und deine eigenen Reaktionen darauf beobachtest, kannst du beginnen, ein tieferes Verständnis dafür zu entwickeln, wie du deine Arbeit und Motivation am besten managen kannst.

Beenden wir den Chat an dieser Stelle und werfen einen Blick darauf, wie weit sich ChatGPT bereits in die Rolle eines Psychotherapeuten hineinversetzen kann und wo die KI noch an Grenzen stößt. Die Rückschlüsse, die der Chatbot aus Christophs Antworten zieht, sind durchweg richtig und könnten exakt so auch von einem realen Therapeuten stammen. Dennoch neigt die KI dazu, ihr Gegenüber mit zu vielen Fragen und Tipps zu überschütten.

Macht man sie darauf aufmerksam, dass jeweils nur eine Frage nach der anderen gewünscht wird, hält sie sich daran. Vergisst man jedoch zu erwähnen, dass die KI mit ihren Tipps ähnlich verfahren soll, liefert sie hier auch weiterhin zu viel des Guten.

An solchen Stellen ist der Unterschied zwischen menschlicher und künstlicher Intelligenz noch deutlich zu merken. Noch ist der Chatbot nicht in der Lage, so weit zu abstrahieren, dass er von einzelnen Details auf das große Ganze schließen kann. Solange man jedoch bereit ist, der KI in regelmäßigen Abständen mitzuteilen, was einem gefällt und was nicht, wird der Gesprächsverlauf zunehmend besser. Das Gleiche gilt, wenn man in der Lage ist, seinen KI-Therapeuten auf all die blinden Flecken hinzuweisen, die er im Rahmen einer Burnout-Therapie noch hat. Und wie das funktioniert, erfahren Sie jetzt.

4.3 Drei Ursachen für Burnout, bei denen Sie Ihrem KI-Therapeuten auf die Sprünge helfen sollten

Unabhängig davon, in welches Umfeld jemand hineingeboren wird und mit welchen Handicaps er oder sie zu kämpfen hat, gibt es drei Dinge in unser aller Leben, die maßgeblich darüber entscheiden, ob wir uns wohlfühlen oder nicht: Das sind die Werte, an denen wir uns orientieren, die Ziele, die wir uns gesteckt haben, und die Engpässe, die wir glauben überwinden zu müssen. Doch gerade bei Letzterem tappen viele im Dunkeln. Denn was wir für den größten Engpass halten, ist oft nicht das, was uns wirklich ausbremst. Sehr empathische Menschen, deren Lebensaufgabe es ist, anderen zu helfen, kommen zum Beispiel nur selten auf die Idee, dass ihr größter Engpass die Selbstliebe sein könnte. Dass dem aber so ist, realisieren viele erst, wenn sie sich mit einem ausgewachsenen Burnout-Syndrom in einer psychosomatischen Klinik wiederfinden.

Da ein KI-Therapeut im Gegensatz zu seinen menschlichen Kollegen kaum in der Lage ist, die wahren Engpässe seiner »Klienten« und somit die Ursachen eines Burnout-Syndroms ausfindig zu machen, bleibt Ihnen nur eine Möglichkeit: Sie dürfen sich diesbezüglich selbst schlaumachen. Anschließend können Sie dem Chatbot Ihrer Wahl genau die Hinweise geben, die er braucht, um Sie auf Ihrem weiteren Weg zu unterstützen.

Burnout-Ursache Nummer eins: Zu viel Empathie und zu wenig Selbstliebe

Empathische Menschen finden sich in vielen Rollen und Aufgabengebieten. Als fürsorglicher Elternteil, ambitionierte Chefin, verantwortungsbewusster Arbeitnehmer, engagiertes Vereinsmitglied oder auch erwachsenes Kind, dass sich liebevoll um seine betagten Eltern kümmert.

Menschen, auf die man sich immer verlassen kann und deren oberstes Ziel es ist, für andere da zu sein, neigen oft dazu, ausgerechnet eine bestimmte Person umso mehr zu vernachlässigen. Und das sind sie selbst. Wer andauernd gibt, ohne im Gegenzug auch regelmäßig zu nehmen, der brennt fast zwangsläufig irgendwann aus. Selbstliebe hat in solchen Fällen nichts mit Egoismus zu tun, sondern ist eine absolute Notwendigkeit, um psychisch gesund zu bleiben. So wie ein Akku regelmäßig wieder aufgeladen werden muss, um auch weiterhin Energie spenden zu können, sorgt auch die Selbstliebe dafür, dass empathische Menschen in Zukunft noch für die da sein können, die ihnen am Herzen liegen.

Sollten auch Sie zu denen gehören, die zwar über viel Empathie verfügen, aber beim Thema Selbstliebe noch etwas Nachholbedarf haben, dann klären Sie Ihren KI-Therapeuten darüber auf. Je nachdem, wie Ihre aktuellen Lebensumstände aussehen, könnte das Gespräch mit dem Chatbot ähnlich verlaufen wie das von Tina. Die 35-jährige Einzelhandelskauffrau vermutet zwar, dass es ihr an Selbstliebe mangelt, doch noch hat sie keine Idee, wie sie etwas daran ändern könnte.

Tina:
Hallo, ChatGPT, ich glaube, dass es mir an Selbstliebe mangelt. Magst du mich dabei unterstützen, mehr davon zu entwickeln? Bitte arbeite mit mir wie ein guter Therapeut oder auch wie eine Freundin. Stell immer nur eine Frage nach der anderen und gib mir auch jeweils nur einen Tipp nach dem anderen.

ChatGPT 4:
Hallo! Es ist toll, dass du an deiner Selbstliebe arbeiten möchtest. Das ist ein wichtiger Schritt zu mehr Wohlbefinden und Lebensqualität. Lass uns gemeinsam herausfinden, was dich motiviert und was dir helfen könnte.

Meine erste Frage an dich: Was sind drei Dinge, die du an dir selbst wirklich schätzt oder magst?

Tina:
Gar nicht so einfach, das zu beantworten. Ich denke, ich bin loyal, fleißig und hilfsbereit.

ChatGPT 4:
Das sind wirklich wertvolle Eigenschaften! Loyalität, Fleiß und Hilfsbereitschaft sind Qualitäten, die in vielen Bereichen des Lebens sehr geschätzt werden und zeigen, dass du ein zuverlässiger und engagierter Mensch bist.

Hier ist mein Tipp für dich: Nimm dir ein kleines Notizbuch oder starte ein digitales Dokument, in das du täglich mindestens eine positive Sache über dich selbst schreibst. Das kann etwas sein, was du gut gemacht hast, ein Kompliment, das du erhalten hast, oder einfach eine Eigenschaft, die du an dir magst. Diese Übung hilft dir, dein Augenmerk auf deine Stärken und positiven Seiten zu lenken.

Nun zur nächsten Frage: Was sind Situationen oder Momente, in denen du dich besonders wertgeschätzt oder gut fühlst?

Tina:
Vielleicht habe ich mich falsch ausgedrückt. Es ist nicht so, dass ich mich nicht mag. Ich tue nur zu wenig für mich selbst und bin zu viel für andere da. Daran würde ich gerne was ändern.

ChatGPT 4:
Das ist eine wichtige Erkenntnis, und es ist großartig, dass du bereit bist, daran zu arbeiten, mehr Zeit und Energie für dich selbst zu investieren. Das Gleichgewicht zwischen Selbstfürsorge und der Unterstützung anderer zu finden, ist ein wichtiger Schritt zur Selbstliebe.

Hier ist mein Tipp für dich: Versuch, bewusst Zeitfenster in deinem Alltag einzuplanen, die nur für dich sind. Das kann eine tägliche Routine sein wie ein Spaziergang, das Lesen eines Buches oder eine Meditation. Wichtig ist, dass du diese Zeit als festen Termin betrachtest, den du ebenso ernst nimmst wie andere Verpflichtungen.

Meine nächste Frage an dich: Was sind Aktivitäten oder Hobbys, die dir Freude bereiten und bei denen du dich entspannen kannst?

Tina:
Ich lese gerne, tanze gerne zu Musik aus den 90er-Jahren, und ab und zu versuche ich mich auch als Künstlerin. Ich male dann abstrakte Ölbilder.

ChatGPT 4:
Das klingt nach wunderbaren Hobbys, die dir nicht nur Freude bereiten, sondern auch eine tolle Möglichkeit bieten, dich kreativ auszudrücken und zu entspannen. Lesen, Tanzen und Malen sind großartige Wege, um mit sich selbst in Kontakt zu kommen und eine Auszeit vom Alltag zu nehmen.

Hier ist mein nächster Tipp für dich: Setz dir das Ziel, mindestens einmal pro Woche bewusst Zeit für eines dieser Hobbys einzuplanen. Es kann hilfreich sein, diesbezüglich einen festen Wochentag zu wählen, sodass es zu einer regelmäßigen Gewohnheit wird. Versuch während dieser Zeit, ganz im Moment zu sein und dich voll und ganz auf das zu konzentrieren, was du tust, ohne dich durch andere Verpflichtungen ablenken zu lassen.

Nun zu meiner nächsten Frage: Wie könntest du beginnen, diese Aktivitäten regelmäßiger in deinen Alltag zu integrieren? Welche Schritte wären nötig, um das zu ermöglichen?

Tina:
Dazu müsste ich zum Beispiel mein schlechtes Gewissen gegenüber meinen Eltern loswerden. Sie beschweren sich ständig, dass ich sie zu wenig besuche.

ChatGPT 4:
Das klingt nach einer schwierigen Situation, die sicherlich viel Druck auf dich ausüben kann. Es ist wichtig, gesunde Gren-

zen zu setzen, insbesondere wenn es um familiäre Erwartungen geht. Das schlechte Gewissen kann oft ein Hindernis sein, wenn man versucht, mehr Zeit für sich selbst zu beanspruchen.

Hier ist mein Tipp für dich: Kommunikation ist der Schlüssel. Versuch, ein offenes und ehrliches Gespräch mit deinen Eltern zu führen. Erklär ihnen, wie wichtig es für dich ist, Zeit für dich selbst zu haben, und dass dies deine Fähigkeit, für andere da zu sein, tatsächlich verbessert, weil es dir erlaubt, aufgeladener und präsenter zu sein. Vielleicht könnt ihr gemeinsam eine regelmäßige Besuchszeit vereinbaren, die für alle Seiten gut funktioniert. So wissen sie, wann sie dich erwarten können, und du hast mehr Kontrolle über deine Zeit.

Meine nächste Frage: Fühlst du dich wohl dabei, solche Gespräche zu führen, oder gibt es etwas, das dich dabei besonders beunruhigt?

Tina:
Du kennst meine Mutter nicht. Die sagt dann zwar, dass sie dafür Verständnis hat, straft mich dann aber monatelang mit einer Leidensmiene, sodass ganz klar ist, dass sie dafür eben doch kein Verständnis hat.

ChatGPT 4:
Das klingt nach einer herausfordernden Dynamik, die zusätzlichen Druck auf dich ausübt. Es ist hart, wenn die eigenen Bedürfnisse auf solche Weise nicht vollständig anerkannt werden. Der Umgang mit passiv-aggressivem Verhalten kann sehr schwierig sein, besonders wenn es von nahestehenden Personen kommt.

Hier ist mein Tipp für dich: Es könnte hilfreich sein, Strategien zu entwickeln, die dir dabei helfen, besser mit dieser Situation umzugehen. Eine Möglichkeit könnte sein, bei dir selbst zu bleiben und deine Grenzen zu wahren, auch wenn die Reaktion deiner Mutter nicht ideal ist. Es ist wichtig, dass du bei deinen Entscheidungen bleibst und sie mitfühlend, aber bestimmt kommunizierst. Vielleicht könnte eine Art Mittelweg funktionieren, wie das Einplanen regelmäßiger, aber kürzerer Besuche oder Telefonate, um ein Gefühl der Verbindung aufrechtzuerhalten, ohne dabei deine eigenen Bedürfnisse zu vernachlässigen.

Meine nächste Frage: Gibt es jemanden in deinem Umfeld, dem du vertraust und mit dem du über diese Situation sprechen kannst? Manchmal kann es sehr hilfreich sein, Unterstützung und eine Außenperspektive zu haben.

Tina:
Aktuell gibt es leider niemanden, mit dem ich darüber sprechen könnte. Könntest du mir vielleicht dabei helfen? Wie müsste ein Telefongespräch mit meiner Mutter ablaufen, damit die Situation besser für mich wird?

ChatGPT 4:
Natürlich, ich helfe dir gerne, ein mögliches Gespräch zu skizzieren. Es ist wichtig, dass du deine Bedürfnisse klar kommunizierst und gleichzeitig Verständnis für die Gefühle deiner Mutter zeigst. Hier ist ein Vorschlag, wie das Gespräch ablaufen könnte:

1. Vorbereitung: Bevor du das Gespräch beginnst, überleg dir, was deine Hauptziele sind und welche Kompromisse du eingehen könntest. Bereite dich darauf vor, ruhig zu bleiben, auch wenn das Gespräch emotional wird.

2. Einleitung: Beginn das Gespräch mit einer positiven Bemerkung, um einen guten Ton zu setzen. Zum Beispiel: »Mama, ich weiß, wie sehr du dich freust, wenn wir Zeit miteinander verbringen, und ich schätze unsere Momente auch sehr.«
3. Deine Bedürfnisse ausdrücken: Erklär deine Situation und deine Gefühle klar und ruhig. Zum Beispiel: »Ich habe festgestellt, dass ich in letzter Zeit nicht genug Zeit für mich selbst habe, um meine Batterien wieder aufzuladen. Ich brauche etwas mehr Zeit für meine Hobbys und Ruhephasen, um mich gut zu fühlen.«
4. Verständnis zeigen: Zeig, dass du ihre Gefühle verstehst und wertschätzt. Zum Beispiel: »Ich verstehe, dass das enttäuschend für dich sein kann und dass du vielleicht das Gefühl hast, ich würde mich zurückziehen. Das ist nicht meine Absicht.«
5. Lösungsvorschlag anbieten: Schlag einen konkreten Plan vor, der zeigt, dass du immer noch engagiert bist. Zum Beispiel: »Ich denke, es wäre gut, wenn wir einen festen Tag in der Woche festlegen könnten, an dem wir telefonieren oder ich vorbeikomme. So haben wir beide etwas, worauf wir uns verlassen können.«
6. Feedback einholen: Gib deiner Mutter die Möglichkeit, ihre Gedanken und Gefühle zu äußern. Zum Beispiel: »Wie denkst du darüber? Gibt es Tage, die für dich besonders gut passen würden?«
7. Abschluss: Beende das Gespräch auf einer positiven Note, unabhängig davon, wie das Gespräch verlaufen ist. Zum Beispiel: »Danke, dass du dir die Zeit genommen hast, das zu besprechen. Ich liebe dich, und es ist mir wichtig, dass wir beide glücklich sind.«

Meine nächste Frage: Fühlst du dich wohl mit diesem Ansatz? Gibt es etwas, das du anpassen möchtest, um es mehr auf deine spezifische Situation zuzuschneiden?

Wir beenden das Gespräch an dieser Stelle und werfen einen Blick auf die Qualität der angebotenen Hilfestellung. Der Chatbot hat sichtlich Probleme damit, sich in die Rolle eines guten Therapeuten oder einer Freundin einzufinden. Sonst wäre das Gespräch nicht so scherenschnittartig verlaufen. Wer auf diesen Aspekt besonderen Wert legt, sollte grundsätzlich nur mit einem Custom GPT arbeiten. Dem fällt es deutlich leichter, eine Rolle einzunehmen und auch beizubehalten.

Rein inhaltlich waren die Ratschläge hingegen durchaus sinnvoll. So erkennt der Chatbot zum Beispiel zuverlässig das passiv-aggressive Verhalten der Mutter. Und auch die Tipps, wie ein mögliches Telefonat verlaufen könnte, sind durchweg brauchbar. Ob diese Vorgehensweise in der Realität funktioniert, hängt jedoch maßgeblich davon ab, welche Beziehung Tina zu ihrer Mutter pflegt. Doch genau das scheint den Chatbot nicht zu interessieren.

Ein guter Therapeut hätte hier definitiv nachgehakt, um mehr über die Beziehungsdynamik innerhalb der Familie zu erfahren – wieder ein Punkt, in dem menschliche Therapeuten den digitalen deutlich überlegen sind.

Burnout-Ursache Nummer zwei: Die Facharbeiter-Unternehmer-Falle

Dass vor allem Selbstständige und Unternehmer überdurchschnittlich oft ein Burnout-Syndrom entwickeln, hat einen einfachen Grund. Sie stecken häufig in etwas fest, das der Unternehmer-Coach Stefan Merath die »Facharbeiter-Unternehmer-Falle«

nennt. In seinem sehr empfehlenswerten Buch *Der Weg zum erfolgreichen Unternehmer*[5] beschreibt er eindrücklich, dass vor allem eine mentale Doppelbelastung dazu führt, dass diese Menschen so häufig ausbrennen: Neben der Rolle des Unternehmers agieren viele nämlich auch noch als beste Fachkraft innerhalb der eigenen Firma.

Diese beiden Arbeitsbereiche erfordern jedoch völlig unterschiedliche Denk- und Handlungsweisen. Wer in der Facharbeiter-Unternehmer-Falle steckt, ist ständig gezwungen, die Perspektive zu wechseln. Vereinfacht ließe sich sagen, dass ein Facharbeiter *im* Unternehmen arbeitet, während ein erfolgreicher Unternehmer ausschließlich *am* Unternehmen arbeiten sollte. Dabei ist seine wichtigste Aufgabe, sich im eigenen Unternehmen überflüssig zu machen.

Auch wenn das manche nicht wahrhaben wollen: Nur Unternehmen, die auch dann reibungslos laufen, wenn der Chef nicht da ist, sind so strukturiert, dass sie auch für potenzielle Käufer interessant sind. Wer nicht plant, seinen Betrieb an seine Kinder weiterzureichen, sondern darauf hofft, sein Unternehmen verkaufen zu können, wenn die Zeit für den Ruhestand gekommen ist, der sollte sich dessen bewusst sein. Andernfalls könnte es ein schmerzhaftes Erwachen geben.

Auch ChatGPT würde im Rahmen einer Burnout-Therapie bislang nicht selbst auf die Idee kommen, dass sein »Klient« womöglich in der Facharbeiter-Unternehmer-Falle gefangen ist. Zwar gäbe es mit Sicherheit den einen oder anderen Tipp, der in diese Richtung geht, doch zumindest nach meiner Erfahrung müssen Betroffene zuerst das volle Ausmaß dieses unternehmerischen »Denkfehlers« erkennen, bevor sie bereit sind, die notwendigen Veränderungen einzuleiten. Ist einem das Konzept der Facharbeiter-Unternehmer-Falle hingegen bereits geläufig, kann man den Chatbot direkt darauf ansprechen. Schauen wir doch mal, was ChatGPT 4 dann zu sagen hätte.

Hallo, ChatGPT, kannst du mir was zur Facharbeiter-Unternehmer-Falle sagen?

ChatGPT 4:
Die Facharbeiter-Unternehmer-Falle (auch bekannt als Facharbeiterfalle oder Unternehmerfalle) beschreibt ein Phänomen, bei dem Facharbeiter, die ein eigenes Unternehmen gründen, Schwierigkeiten haben, sich von den täglichen operativen Tätigkeiten zu lösen, um sich auf strategische Aspekte des Unternehmertums zu konzentrieren. Das führt oft dazu, dass diese Unternehmer in einer Doppelrolle gefangen sind: Sie arbeiten sowohl als Facharbeiter in ihrem Handwerk als auch als Geschäftsführer ihres Unternehmens.

1. Einige Punkte zur Facharbeiter-Unternehmer-Falle:
2. Mangel an Delegation: Viele Facharbeiter, die Unternehmer werden, neigen dazu, Aufgaben nicht zu delegieren, weil sie das Gefühl haben, dass niemand die Arbeit so gut wie sie selbst ausführen kann. Das kann zu Überarbeitung und mangelnder Zeit für Unternehmensführung und -entwicklung führen.
3. Zeitmanagement: Die Herausforderung, sowohl die operative als auch die strategische Rolle im Unternehmen zu managen, kann zu ineffizientem Zeitmanagement führen. Wichtige strategische Entscheidungen und Planungen können aufgrund des Tagesgeschäfts vernachlässigt werden.
4. Fähigkeiten und Wissen: Viele Facharbeiter verfügen über ausgezeichnete Fähigkeiten in ihrem Handwerk, haben jedoch möglicherweise keine formale Ausbildung oder Erfahrung in Unternehmensführung, Marketing, Finanzen oder Personalmanagement. Das kann das Unternehmenswachstum begrenzen.
5. Skalierung des Unternehmens: Ein zentrales Problem der Facharbeiter-Unternehmer-Falle ist die Schwierigkeit, das Unter-

nehmen zu skalieren. Ohne effektive Delegation und Automatisierung von Prozessen bleibt das Geschäftswachstum stark an die persönliche Arbeitskapazität des Unternehmers gebunden.

Um aus dieser Falle herauszukommen, ist es oft notwendig, dass der Unternehmer lernt, Aufgaben zu delegieren, sich weiterzubilden, insbesondere in Bereichen der Unternehmensführung, und Prozesse zu implementieren, die eine Skalierung des Unternehmens ermöglichen. Dies kann durch Mentorship, Weiterbildungskurse und das Einstellen von Managern oder Beratern unterstützt werden.

Nicht schlecht, oder? Falls Sie sich im obigen Text wiedergefunden haben, wäre mein Tipp, sich erst einmal von ChatGPT weiterhelfen zu lassen, bevor Sie Geld für Weiterbildungen ausgeben. Denn egal ob es um Unternehmensführung, Marketing, Finanzen oder Personalmanagement geht, die KI verfügt in all diesen Bereichen über immenses Wissen. Und von dem sind Sie im Zweifel immer nur eine gute Frage entfernt.

Und all jenen, die aktuell zu sehr in ihrem Hamsterrad gefangen sind, um Zeit in ihre persönliche Weiterentwicklung zu investieren, sei gesagt: Mit viel Kraftaufwand und einer stumpfen Säge stundenlang ein paar Bretter zu bearbeiten, war noch nie eine gute Idee. Wer seine Säge schärft, verliert keine Zeit, sondern gewinnt an Effizienz, weil er anschließend seine Ziele viel leichter und schneller erreichen kann.

Burnout-Ursache Nummer drei: Nicht erkannte Engpässe

Wie gut es uns im Leben geht, wird maßgeblich von den Engpässen bestimmt, mit denen wir konfrontiert werden. Doch anstatt diese schnell zu beseitigen, vergeuden wir unsere Lebenszeit oft mit Dingen, die bestenfalls Ersatzbefriedigung sind.

Wenn jemand zum Beispiel zu wenig Freizeit hat, dann hilft es wenig, ihm ein höheres Gehalt anzubieten. Er würde das zusätzliche Geld ohnehin nur für Dinge ausgeben, die er eigentlich gar nicht braucht – quasi als Trostpflaster für die fehlende Freizeit. Sie können das mit einer Pflanze vergleichen, die zu wenig Wasser bekommt. Als Trost für den Wassermangel stellen Sie sie an einen sonnigeren Platz. Natürlich brauchen Pflanzen auch Licht, doch mangelt es nach wie vor an Wasser, richten Sie damit mehr Schaden an, als dass es hilft. Statt kräftig zu wachsen, verdorrt die Pflanze nun umso schneller. Aus dem gleichen Grund ist es auch für Menschen wichtig, *zuerst* die größten Engpässe zu beseitigen, bevor man zweitrangige Bedürfnisse befriedigt.

Wer ergründen möchte, was seine wahren Engpässe sind, sieht leider oft den Wald vor lauter Bäumen nicht. Mangelt es an Liebe oder Anerkennung, an Geld oder Zeit, oder gibt es gesundheitliche Probleme? Und falls Letzteres der Fall ist, mangelt es dann nur an Begeisterung und Disziplin, um sich gesünder zu ernähren und regelmäßig Sport zu treiben? Oder braucht es einen engagierten Arzt, der vielleicht herausfindet, dass der Motivationsmangel einer Schilddrüsenunterfunktion geschuldet ist?

Sowohl in der Medizin als auch in der Psychotherapie ist es mitunter gar nicht so einfach zu unterscheiden, was Ursache und was Symptom einer Erkrankung ist. In meiner Praxisarbeit konnte ich schon häufig feststellen, dass Menschen über Jahre hinweg überzeugt waren, dass alles gut werden würde, wenn nur der Mangel an Geld, Sicherheit oder Freizeit behoben wäre. Hatten sie es dann endlich geschafft, sich mehr Geld zu erarbeiten und dadurch zu mehr Sicherheit und Freizeit zu gelangen, stellte sich jedoch heraus, dass ihre Stimmung genauso trüb war wie zuvor.

Ich erinnere mich gut an einen Fall, bei dem einer meiner Patienten Abend für Abend erschöpft von der Arbeit nach Hause kam und zu der Überzeugung gelangte, mehr Freizeit wäre die Lösung seines Problems. Durch einen einfachen Test, den ich Ihnen gleich noch näher erläutern werde, fanden wir allerdings heraus, dass sein eigentlicher Engpass ein Mangel an Anerkennung und Freude war.

Nachdem er seinen Job gewechselt hatte, verschwand das Burnout-Syndrom binnen wenigen Wochen von selbst. Und das, obwohl er bei seiner neuen Arbeitsstelle tendenziell sogar mehr arbeitete. Wie war das möglich? Ganz einfach: Dort war er nur noch von Vorgesetzten und Kollegen umgeben, die ihn und seine Leistung wirklich zu schätzen wussten. Dadurch machte ihm das Arbeiten wieder so viel Spaß, dass er auch nach Feierabend noch genügend Energie hatte, um Freunde zu treffen, sich zu amüsieren und ausreichend Kraft für den nächsten Tag zu tanken.

Auch wenn Sie sich das vielleicht kaum vorstellen können: Das Wissen um die wahren persönlichen Engpässe ist einer der größten Hebel in der Psychotherapie. Und die einfache Übung, die ich Ihnen gleich zeigen werde, kann dabei helfen, auch Ihre wahren Engpässe zuverlässig zu erkennen.

Das Werte-Ziele-Ranking

Das Werte-Ziele-Ranking ist eine einfache Technik, die Ihnen bei der Identifizierung Ihrer wahren Engpässe gute Dienste leisten kann. Gerne würde ich jetzt sagen, dass Ihr KI-Therapeut Sie auch bei diesem Prozess tatkräftig unterstützen kann. Die Wahrheit ist jedoch, dass der Chatbot hier zum ersten Mal so richtig versagt hat. Anfangs schien es noch, als würde die KI diese Übung problemlos erfassen und mich durch den Prozess begleiten. Doch je weiter wir kamen, desto mehr Fehler machte sie. Also erneut ein Punkt für Therapeuten aus Fleisch und Blut.

Da aber auch die Hilfe eines Chatbots deutlich besser ausfällt, sobald Sie ihm mitteilen, wo Ihr größter Engpass liegt, erkläre ich Ihnen die Technik kurz. Alles, was Sie dafür brauchen, ist ein Stift, eine Schere und ein Blatt Papier. Das schneiden Sie der Länge nach in zwei gleich große Streifen. Auf den ersten schreiben Sie untereinander Ihre zehn wichtigsten Werte im Leben, wie zum Beispiel Liebe, Gesundheit oder Wohlstand. Auf dem zweiten Streifen notieren Sie anschließend Ihre zehn wichtigsten Ziele. Das kann etwa das Häuschen im Grünen sein oder auch mehr Freizeit. Überlegen Sie dabei nicht zu lange, sondern schreiben Sie auf, was Ihnen als Erstes in den Sinn kommt. Auf diese Weise bekommen Sie auch einen guten Überblick, welche Werte und Ziele Ihnen schon völlig klar sind und bei welchen Sie erst ein wenig Bedenkzeit brauchen, um sich ihrer Wichtigkeit wieder bewusst zu werden.

Ein Wert beschreibt dabei vor allem Ihren moralischen Kompass sowie die Eigenschaften, die im Leben für Sie unverzichtbar sind, während es bei den Zielen eher um all das geht, was Sie gerne noch besitzen, erreichen oder machen möchten. Das können emotionale oder auch materielle Dinge sein, aber auch bestimmte Fähigkeiten, die es noch zu erlernen gilt. Charaktereigenschaften, die Sie an anderen schätzen, können ebenfalls sowohl Werte als auch Ziele sein. Je nachdem, ob Sie solche Menschen bereits kennen und lieben, oder ob Sie noch auf der Suche nach einem passenden Partner oder nach Freunden sind, auf die Sie sich wirklich verlassen können.

Während der Streifen mit den Werten meist schnell vollgeschrieben ist, kann es bei den Zielen durchaus vorkommen, dass einem zunächst nichts einfällt. Sollte das auch bei Ihnen der Fall sein, habe ich eine gute und eine schlechte Nachricht für Sie. Die gute lautet: Sie können die nächsten fünf Seiten überspringen, denn Ihren größten Engpass haben wir bereits identifiziert. Es mangelt Ihnen an Zielen. Warum diese für die psychische

Gesundheit essenziell sind, erfahren Sie etwas später im Buch. Die schlechte Nachricht lautet: Ohne Ziele im Leben fehlt Ihnen eine der wichtigsten Energiequellen überhaupt. Auch dazu später noch mehr.

Diejenigen, denen es bereits gelungen ist, zehn Werte und zehn Ziele aufzuschreiben, greifen jetzt zur Schere und zerschneiden die beiden Streifen so, dass jeweils ein Wert oder Ziel auf einem eigenen kleinen Zettel steht. Sollte es hier zu Doppelungen kommen, ist das nicht ungewöhnlich. Denn es kann, wie schon erwähnt, vieles sowohl Wert als auch Ziel sein. Loyalität ist zum Beispiel für viele Menschen ein hoher Wert. Sie kann aber auch gleichzeitig ein Ziel sein, wenn jemand bislang von Menschen umgeben war, denen es daran mangelt. Das Gleiche gilt für Freiheit, Sicherheit oder Liebe.

Ordnen Sie nun zuerst die Werte entsprechend ihrer Wichtigkeit. Der wichtigste steht oben, der unwichtigste unten. Wenn es Ihnen schwerfällt, eine Reihenfolge festzulegen, dann positionieren Sie je zwei Begriffe nebeneinander und lassen Sie diese gegeneinander antreten. Fragen Sie sich dazu Folgendes: Wenn ich mich für einen der beiden Werte entscheiden müsste, welcher wäre mir dann wichtiger? Wohlstand oder eine liebevolle Beziehung? Angenommen, Sie entscheiden sich für die liebevolle Beziehung, dann bleibt dieser Zettel liegen, und Sie lassen ihn gegen den nächsten Wert antreten. Der Zettel, der zum Schluss übrig bleibt, ist zwangsläufig Ihr wichtigster Wert und kommt an erster Stelle. Wiederholen Sie diesen Vorgang dann mit den neun verbleibenden Zetteln so lange, bis auch die Plätze zwei bis zehn feststehen.

Anschließend verfahren Sie mit Ihren Zielen auf dieselbe Weise. Wenn Sie fertig sind, positionieren Sie die beiden Listen nebeneinander. Ihr Werte-Ziele-Ranking könnte dann zum Beispiel so aussehen:

Werte	Ziele
1. Berufliche Anerkennung	1. Gesundheit
2. Hoher Lebensstandard	2. Innere Ruhe
3. Finanzielle Sicherheit	3. Gute Beziehung
4. Freiheit	4. Eigene Kinder
5. Unabhängigkeit	5. Wohlstand
6. Liebe	6. Heiraten
7. Gute Freundschaften	7. Mehr Freizeit
8. Treue	8. Häuschen mit Garten
9. Toleranz	9. Im Homeoffice arbeiten
10. Harmonie	10. Mehr Abwechslung

Nun geht es darum, eventuelle Unstimmigkeiten und daraus resultierende Engpässe aufzudecken. Haben Sie spontan eine Idee, was bei unseren Beispiellisten nicht stimmen könnte?

Vielleicht ist Ihnen aufgefallen, dass an einigen Stellen ein regelrechter Werte-Ziele-Konflikt besteht? Bei den Werten stehen berufliche Anerkennung, ein hoher Lebensstandard und finanzielle Sicherheit ganz hoch im Kurs. Bei den Zielen hingegen dominieren die Gesundheit, die innere Ruhe und eine gute Beziehung. Wer berufliche Anerkennung und ein gutes Einkommen anstrebt, der muss, zumindest eine Zeit lang, anderswo Kompromisse machen. Und die gehen meist auf Kosten der drei Punkte, die bei den Zielen ganz oben stehen. Wer beruflich »all in« geht, dem mangelt es in aller Regel an Zeit, um sich noch ausreichend um seine Gesundheit oder seine Beziehung zu kümmern. Und auch das Erlangen innerer Ruhe gestaltet sich schwierig, solange man die Karriereleiter schnurstracks nach oben klettert.

Hinzu kommt im Beispiel noch ein weiterer Werte-Ziele-Konflikt: Freiheit und Unabhängigkeit befinden sich bei den Werten im Mittelfeld. Bei den Zielen steht dort die Sehnsucht nach eigenen Kindern und einer Hochzeit – Ziele, die nicht unbedingt mit den Werten in Einklang stehen.

Bei jedem Werte-Ziele-Konflikt gilt: Es geht nur eine von beiden Möglichkeiten. Entweder Sie bleiben Ihren Werten treu und vernachlässigen dadurch Ihre Ziele, oder Sie halten an Ihren Zielen fest und rücken dafür ein Stück von Ihren Werten und somit von Ihrem inneren Kompass ab.

Mit ChatGPT die seelische Landkarte entschlüsseln

Wenn Sie Ihre Werte und Ziele, so wie vorgeschlagen, aus dem Bauch gerankt haben, dann liegt vor Ihnen eine Art Landkarte Ihrer Seele. Falls es Ihnen schwerfällt, darin etwaige Konflikte zu erkennen, dann dürfen Sie jetzt wieder Ihren KI-Therapeuten zu Hilfe holen. Denn ab jetzt leistet er wieder zuverlässigen Beistand. Hier der Ablauf für unser Beispiel.

Hallo, ChatGPT. Ich habe gerade eine Liste mit meinen zehn wichtigsten Werten im Leben erstellt und eine weitere mit meinen zehn wichtigsten Zielen. Ich vermute, dass es da ein paar Werte-Ziele-Konflikte geben könnte. Liege ich damit richtig?

Nun fügen wir noch unsere Beispiellisten hinzu und lassen uns überraschen, was die KI zu sagen hat.

ChatGPT 4:
Hallo! Es ist eine großartige Idee, deine Werte und Ziele auf diese Weise zu betrachten, um mögliche Konflikte zu identifizieren, und vielleicht auch, um eine bessere Ausrichtung deines Lebens zu erreichen. Lass uns deine Listen etwas genauer anschauen.

Werte

1. Berufliche Anerkennung
2. Hoher Lebensstandard
3. Finanzielle Sicherheit
4. Freiheit
5. Unabhängigkeit
6. Liebe
7. Gute Freundschaften
8. Treue
9. Toleranz
10. Harmonie

Ziele

1. Gesundheit
2. Innere Ruhe
3. Gute Beziehung
4. Eigene Kinder
5. Wohlstand
6. Heiraten
7. Mehr Freizeit
8. Häuschen mit Garten
9. Im Homeoffice arbeiten
10. Mehr Abwechslung

Mögliche Konflikte und Harmonien

Konflikte:

- Berufliche Anerkennung und mehr Freizeit/Gesundheit: Das Streben nach Anerkennung kann oft zeit- und energieaufwendig sein, was zu weniger Freizeit und potenziell zu gesundheitlichen Problemen führen kann.

- Hoher Lebensstandard/Wohlstand und mehr Abwechslung/Heiraten: Ein ständiges Streben nach hohem Lebensstandard und Wohlstand kann finanziellen Druck erzeugen, der es schwierig machen könnte, in Beziehungen zu investieren oder häufige Veränderungen im Leben zu erleben.

- Unabhängigkeit und gute Beziehung/Heiraten/eigene Kinder: Ein starkes Bedürfnis nach Unabhängigkeit könnte in Konflikt mit den Anforderungen und Kompromissen stehen, die in engen Beziehungen, in der Ehe und der Elternschaft oft notwendig sind.

Harmonien:

- Liebe, gute Freundschaften, Toleranz, Harmonie und gute Beziehung/Heiraten: Diese Werte und Ziele ergänzen sich gegenseitig, da sie alle den Aufbau und die Pflege von starken, liebevollen und unterstützenden Beziehungen fördern.

- Finanzielle Sicherheit und Wohlstand/Häuschen mit Garten: Finanzielle Sicherheit kann die Erreichung von Wohlstand und den Erwerb eines eigenen Hauses erleichtern, was wiederum zu einem Gefühl von Stabilität und Zufriedenheit führt.

- Freiheit und im Homeoffice arbeiten/mehr Freizeit: Das Streben nach Freiheit passt gut zu Zielen wie der Flexibilität, von zu Hause aus zu arbeiten, und dem Wunsch nach mehr Freizeit.

Empfehlungen

- Ausbalancieren und anpassen: Es könnte notwendig sein, deine Erwartungen und Ansätze zu bestimmten Zielen zu überdenken, um besser mit deinen Werten übereinzustimmen. Zum Beispiel könnte es hilfreich sein, Arbeitsbelastungen zu reduzieren, um mehr Freizeit und bessere Gesundheit zu ermöglichen.

- Prioritäten setzen: Überleg, welche Werte und Ziele am wichtigsten sind, und setz sie in eine Rangfolge, die dein langfristiges Wohlbefinden und Glück maximiert.

- Kompromisse und Integration: Such nach Wegen, deine beruflichen und persönlichen Ziele zu integrieren. Vielleicht ist es möglich, Berufserfolg auf eine Weise zu verfolgen, die auch deinen Bedürfnissen nach Freiheit und Unabhängigkeit gerecht wird, wie zum Beispiel durch flexible Arbeitsarrangements.

Diese Art von Selbstreflexion kann sehr wertvoll sein, um sicherzustellen, dass du ein erfülltes und ausgewogenes Leben führst. Es ist großartig, dass du dir die Zeit nimmst, darüber nachzudenken!

Verstehen, akzeptieren und zeitlich begrenzt umsortieren

Das erste Ranking entsprach den Werten und Zielen, die gefühlt momentan am wichtigsten sind. Da jedoch nur die wenigsten sich die Mühe machen, ihr persönliches Ranking aufzuschreiben, um mögliche Konflikte sichtbar zu machen, fühlen sich viele im Leben hin- und hergerissen. Solange der seelische Kompass sich an gegenläufigen Werten und Zielen gleichermaßen orientiert, richtet seine Nadel sich nicht aus, sondern rotiert stattdessen wild. Deshalb rät auch ChatGPT dazu, die Rangfolge der wichtigsten Werte und Ziele so anzupassen, dass Konflikte vermieden werden und ein klarer Kurs eingeschlagen werden kann.

Mit anderen Worten: Sie müssen weder Ihre Werte verraten noch auf Ziele verzichten, sondern nur für eine gewisse Zeit bewusst die Priorisierung verändern. Sobald Werte und Ziele am selben Strang ziehen, ist der Engpass beseitigt, und der Erreichung Ihrer Ziele steht nichts mehr im Weg. Nur dass manche Ziele eben früher dran sind und andere später, was sich auch gut an unserer neu sortierten Beispielliste ablesen lässt.

Werte	**Ziele**
1. Freiheit	1. Im Homeoffice arbeiten
2. Unabhängigkeit	
3. Liebe	3. Gute Beziehung
4. Toleranz	4. Eigene Kinder
5. Harmonie	5. Gesundheit
6. Treue	6. Mehr Freizeit
7. Gute Freundschaften	7. Innere Ruhe
8. Berufliche Anerkennung	8. Heiraten
9. Finanzielle Sicherheit	9. Häuschen mit Garten
10. Hoher Lebensstandard	10. Wohlstand

4.4 Null Energie: Burnout-Therapie ohne Vorbereitung

Es kommt nicht selten vor, dass Menschen schon so lange im Burnout oder auch in einer Depression feststecken, dass sie einfach nicht mehr die Energie aufbringen, ihr persönliches Werte-Ziele-Ranking in Angriff zu nehmen. Genau dieses Szenario finden wir in unserem nächsten Beispielfall vor.

Jonas Müller, ein 38-jähriger Marketingleiter in einem mittelständischen Unternehmen, steht an einem Wendepunkt. Vor fünf Jahren hat er seine aktuelle Stelle voller Energie und Ambitionen angetreten und seither beachtliche Erfolge gefeiert. Doch die anfängliche Begeisterung ist einer tiefen Unzufriedenheit und dem Gefühl des Ausgebranntseins gewichen. Trotz seiner hohen Erwartungen an sich selbst und seiner unermüdlichen Einsatzbereitschaft fühlt Jonas sich in eine monotone Routine gedrängt und sieht seine Leistungen nicht angemessen gewürdigt. Abend für Abend sitzt er allein im Büro, grübelt über seine Zukunft nach und spielt mit dem Gedanken an einen Jobwechsel in der Hoffnung, anderswo neue Freude an der Arbeit zu finden. Doch da ist auch die Angst, dass er mit solch einem Wechsel einen schweren Fehler begehen könnte, und je länger er sich seinen Grübeleien hingibt, desto mehr beschleicht ihn die Ahnung, dass vielleicht nicht der Jobwechsel die Lösung ist, sondern eine Veränderung, die tiefer greift. Deshalb sucht er das Gespräch mit ChatGPT.

Jonas:
Ich fühle mich in meinem Job zunehmend ausgebrannt und unzufrieden. So kann das nicht weitergehen. Irgendwie wird meine Leistung auch nicht richtig wahrgenommen. Ich hänge in nervigen Routinen fest, und die Freude an der Arbeit ist flöten gegangen. Deswegen denke ich drüber nach, ob ein Jobwechsel nicht das Richtige wäre. Einfach mal was Neues ausprobieren. Aber irgendwie habe ich auch das Gefühl, dass da noch mehr hinter meiner Unzufriedenheit steckt. Ich würde dem gerne auf den Grund gehen. Was zieht mich eigentlich so runter, und was will ich wirklich? Im Endeffekt will ich ja keine Entscheidung treffen, die ich später bereue. Daher brauche ich heute mal deine Hilfe. Bitte führe mich sehr langsam, Schritt für Schritt, durch einen Erkenntnisprozess. Verhalte dich dabei wie ein einfühlsamer Therapeut und arbeite mit mir, ohne deine einzelnen Schritte zu benennen und ohne genau zu erklären, was du tust. Gib mir mit jeder deiner Antworten bitte immer nur eine einzige Frage oder Aufgabe.

Bevor wir ChatGPT gleich seine Arbeit machen lassen, noch ein kleiner Hinweis: Die letzten vier Sätze würde natürlich niemand von sich geben, der einfach mal sein Leid klagen will. Dennoch verbessert sich die Qualität der Antworten dadurch erheblich. Deshalb mein Tipp: Schreiben Sie die paar Zeilen einfach ab oder kopieren Sie diese Formulierung von unserer Website: www.Institut-moderne-Psychotherapie.de/KI-Therapie.

Doch nun zur Antwort des Chatbots.

ChatGPT 4:
Natürlich, wir können diesen Weg gemeinsam gehen. Ich möchte, dass du dir einen ruhigen Moment nimmst, um über folgende Frage nachzudenken: Wenn du an deinen typischen Arbeitstag denkst, gibt es bestimmte Momente oder Aufgaben, die dir besonders schwerfallen oder die du besonders unangenehm findest? Beschreibe sie, wenn möglich, etwas genauer.

Jonas:
Also, da gibt's schon ein paar Dinge in meinem Job, die echt hart sind. Erst mal dieser Druck, Mann, der ist ständig da. Es ist, als ob jede Sekunde zählt, und dieses ständige Auf-die-Uhr-Gucken und Gegen-die-Zeit-Ankämpfen zehrt an mir. Und dann diese endlosen Meetings, weißt du? Da wird viel geredet, aber eigentlich nichts gesagt. Die kosten mich so viel Energie, weil es sich anfühlt, als würden wir uns im Kreis drehen.
Auch der Austausch mit manchen Kollegen ist ein ziemlicher Kampf. Wir sind oft nicht auf einer Wellenlänge, oder es kommt zu Missverständnissen. All das macht unnötigen Stress. Aber das Schlimmste ist dieses Gefühl, in einer Routine gefangen zu sein, aus der ich nicht rauskomme. Die Tage verfliegen einfach so, und ich sehe keinen Sinn oder Fortschritt in dem, was ich mache.

ChatGPT 4:
Das klingt nach einer anspruchsvollen Situation, die viel von dir verlangt. Um einen ersten Schritt in Richtung Klarheit zu machen, lass uns einen der von dir angesprochenen Punkte herausgreifen. Konzentriere dich für einen Moment auf das Gefühl, unter ständigem Druck zu stehen. Versuch, tief in dich hineinzuhorchen: Was genau an diesem Druck ist es, das dir am meisten zusetzt? Ist es die Angst, nicht genug zu leisten, die Sorge, Fehler zu machen, oder vielleicht das Gefühl, keine Kontrolle zu haben?

Jonas:
Was den Druck angeht, ist die größte Last die Angst, nicht genug zu leisten. Ich hab ständig das Gefühl, was ich mache, reicht nicht, und das treibt mich an, mehr und mehr zu geben, oft mehr, als gut für mich ist. Dann diese Angst, Fehler zu machen, die nicht nur mich, sondern die ganze Firma runterziehen könnten. Das lähmt mich bei Entscheidungen. Und in einer Branche, die so schnelllebig ist wie das Marketing, ist dieses Gefühl, keine Kontrolle zu haben, megafrustrierend. Diese Mixtur aus Angst, dem Stress wegen möglicher Fehler und dem Kontrollverlust – das macht den Druck einfach überwältigend.

ChatGPT 4:
Es klingt so, als würdest du dich zwischen hohen Erwartungen und der Unsicherheit, diesen gerecht zu werden, gefangen fühlen. Diese Empfindungen sind in anspruchsvollen Berufen nicht ungewöhnlich, können aber sehr belastend sein. Als nächsten Schritt möchte ich, dass du über Folgendes nachdenkst: Gibt es Momente in deinem Berufsleben, in denen diese Ängste weniger präsent sind oder sich sogar kurzzeitig auflösen? Denk an Situationen, in denen du dich kompetent, geschätzt oder einfach sicher fühlst. Kannst du solche Momente identifizieren?

Jonas:
Aber klar, es gibt auch die guten Zeiten. Die sind da, wenn ich mal ein Lob für meine Arbeit kriege oder ein Projekt richtig gut abschließe. Das gibt mir das Gefühl, ich kann was und ich werde dafür geschätzt. Wenn ich kreativ sein kann und wir im Team richtig was schaffen, dann fühl ich mich sicher und als Teil von etwas Größerem. Solche Momente erinnern mich daran, warum ich diesen Job eigentlich liebe, und für eine Weile verschwinden dann all die Ängste.

ChatGPT 4:
Das ist sehr aufschlussreich. Diese positiven Momente sind wie Leuchttürme, die dir zeigen, was in deinem Berufsleben möglich ist und welche Aspekte dir wahre Erfüllung bringen. Jetzt, da wir diese positiven Erfahrungen identifiziert haben, möchte ich, dass du über folgende Frage nachdenkst: Was unterscheidet diese positiven Momente von den Zeiten, in denen du dich unter Druck und unzufrieden fühlst? Gibt es bestimmte Bedingungen oder Umstände, die diese guten Momente begünstigen?

Jonas:
Also, was echt den Unterschied macht, ist, dass ich in den guten Momenten richtig was erreiche und Feedback bekomme. Dann fühlt es sich so an, als wäre ich ein wichtiger Teil des Teams. Aber wenn's stressig wird, fühle ich mich oft allein mit meinen Sorgen. Was echt hilft, sind klare Ziele und die Freiheit, kreativ zu sein. Das gibt mir das Gefühl, dass wir alle im selben Boot sitzen und gemeinsam was Großes schaffen können, ganz im Gegensatz zu dem Druck und der Angst, was falsch zu machen.

ChatGPT 4:
Es scheint, als würden Anerkennung und das Gefühl, Teil eines Teams zu sein, dir besonders wichtig zu sein und dir zu

helfen, dich weniger isoliert und unter Druck zu fühlen. Auch die Möglichkeit, kreativ zu sein und klare Ziele zu haben, trägt wesentlich zu deinem Wohlbefinden bei. Diese Einsichten sind wertvoll, denn sie zeigen auf, was dir in deinem Arbeitsumfeld wirklich wichtig ist.

Jetzt, wo wir diese Schlüsselelemente identifiziert haben, möchte ich, dass du über folgende Frage nachdenkst: Glaubst du, dass es möglich wäre, in deinem aktuellen Job mehr von diesen positiven Bedingungen zu schaffen? Gibt es vielleicht konkrete Schritte, die du unternehmen könntest, um das Arbeitsumfeld so zu gestalten, dass es mehr Raum für Anerkennung, Teamgefühl, Kreativität und klare Ziele gibt?

Jonas:

Na ja, wenn ich ehrlich bin, bin ich ziemlich skeptisch, ob sich in meinem aktuellen Job wirklich was zum Besseren wenden lässt. Klar, theoretisch könnte man versuchen, mehr Anerkennung und so ein besseres Teamgefühl zu schaffen, aber ich bin mir nicht sicher, wie realistisch das ist.

Ein Gespräch mit meinem Chef über mehr Anerkennung? Ich weiß nicht, ob das nicht eher nach hinten losgeht. Und das Team enger zusammenzubringen, klingt gut, aber in der Praxis … wer weiß, ob das funktioniert? Wir sind alle so eingefahren in unseren Routinen. Und dann die Sache mit der Kreativität und den klaren Zielen – ich meine, es klingt toll, aber ich kann mir kaum vorstellen, dass sich da einfach so auf Knopfdruck was ändert. Ich frage mich, ob mein Chef oder die Kollegen überhaupt offen für solche Veränderungen wären.

Ich will nicht zu negativ klingen, aber ich bin einfach realistisch. Vielleicht ist es einen Versuch wert, aber ehrlich gesagt, erwarte ich nicht allzu viel. Es fühlt sich an, als ob man gegen eine Wand anrennt.

ChatGPT 4:
Deine Bedenken und Skepsis sind absolut nachvollziehbar. Veränderungen in einem etablierten Arbeitsumfeld anzustoßen, kann sich tatsächlich wie eine riesige Herausforderung anfühlen, besonders wenn du das Gefühl hast, allein dagegen anzukämpfen. Es ist wichtig, dass deine Entscheidungen und nächsten Schritte sowohl deine Bedürfnisse als auch deine realistische Einschätzung der Situation berücksichtigen.

Angesichts deiner Bedenken, lass uns einen Schritt zurücktreten und überlegen: Wie wichtig ist es für dich, in einem Umfeld zu arbeiten, das deine Kernbedürfnisse nach Anerkennung, Kreativität, Teamgefühl und klaren Zielen erfüllt? Denk darüber nach, inwiefern diese Aspekte für dein langfristiges berufliches Glück und deine Zufriedenheit entscheidend sind.

Jonas:
Wenn ich so darüber nachdenke, dann sind mir diese Dinge echt wichtig. Ein Job, in dem ich mich anerkannt fühle, kreativ sein kann, ein gutes Teamgefühl habe und klare Ziele vor Augen habe, klingt wie der ideale Arbeitsplatz. Es sind genau diese Kernbedürfnisse, die für mich langfristiges berufliches Glück und Zufriedenheit ausmachen würden. Aber momentan fühle ich mich davon meilenweit entfernt. Ich glaube, es ist mir wichtiger, als ich zugeben möchte, in so einem Umfeld zu arbeiten. Es ist einfach so, dass ich nicht weiß, ob das realistisch ist, oder ob ich einfach zu hohe Erwartungen habe. Manchmal denke ich, dass ich vielleicht zu viel will. Aber dann frage ich mich: Wenn man nicht nach dem strebt, was einem wirklich wichtig ist, was macht man dann überhaupt? Auf der anderen Seite darf ich dann aber auch was dafür tun. Vielleicht überlege ich mir lieber doch noch mal, ob ich das Thema vorsichtig anspreche. Wer weiß, vielleicht erlebe ich ja eine Überraschung?

ChatGPT 4:
Es ist mutig und wichtig, sich über seine wahren Bedürfnisse und Wünsche im Klaren zu sein. Die Erkenntnis, dass diese Aspekte für dich essenziell sind, ist ein großer Schritt. Es zeigt, dass du dir selbst und deinem beruflichen Glück verpflichtet bist. Dass du nun in Erwägung ziehst, das Gespräch zu suchen, auch wenn du dir über den Ausgang unsicher bist, spricht für deine Bereitschaft, für diese Bedürfnisse einzustehen.

Angesichts dieser neuen Perspektive: Wie fühlst du dich bei dem Gedanken, das Thema vorsichtig bei deinem Chef oder in deinem Team anzusprechen? Gibt es eine spezifische Strategie oder Herangehensweise, die dir helfen könnte, dieses Gespräch auf eine Weise zu führen, die sowohl deine Anliegen vermittelt als auch offen für die Perspektiven anderer ist?

Jonas:
Nein, keine Ahnung. Hast du einen kleinen ersten Tipp für mich, womit ich heute schon mal starten könnte? Aber bitte nur was Kleines, denn ich bin schon ziemlich müde.

ChatGPT 4:
Natürlich, lass uns mit etwas Kleinem beginnen. Eine einfache, aber wirkungsvolle Methode, um das Gespräch vorzubereiten, ist das Schreiben. Nimm dir heute ein paar Minuten Zeit, um deine Gedanken und Gefühle aufzuschreiben. Konzentriere dich dabei auf drei Schlüsselaspekte, die du in deinem Arbeitsumfeld verbessern möchtest. Versuch, für jeden Punkt konkrete Beispiele oder Situationen festzuhalten, in denen die Verbesserung einen Unterschied gemacht hätte. Das hilft dir, deine Gedanken zu ordnen, und bereitet dich darauf vor, das Gespräch sachlich und konstruktiv anzugehen. Wie klingt das für dich?

Jonas:
Das klingt sehr gut. Ich werde dir meine geordneten Gedanken hinterher zu lesen geben. Dann kannst du mir helfen, einen guten »Schlachtplan« zu entwickeln.

ChatGPT 4:
Das klingt nach einem hervorragenden Plan! Ich freue mich darauf, deine geordneten Gedanken zu lesen und dann gemeinsam mit dir einen durchdachten »Schlachtplan« zu entwickeln. Ruh dich aus und geh die Sache mit frischer Energie an. Bis dahin!

Das Beispiel von Jonas zeigt deutlich, dass ChatGPT selbst dann brauchbare Ergebnisse liefert, wenn noch nicht genau klar ist, worin die Ursache des Burnouts liegt. Die Frage ist jedoch: Wie viel besser wären die Ratschläge der KI ausgefallen, wenn Jonas sich zuvor seiner Werte-Ziele-Konflikte bewusst geworden wäre?

Als hohe Werte gibt er Anerkennung und Teamwork an. Sein Ziel ist es jedoch, genug Freiheit zu haben, um kreativ arbeiten zu können. Zwar schließen sich kreative Arbeit und Teamwork nicht zwangsläufig aus, doch zumindest bei seinem aktuellen Arbeitgeber scheint das der Fall zu sein. Sonst würde er nicht davon reden, dass ihn die endlos langen Meetings nerven, bei denen sich alle nur im Kreis drehen.

Wäre Jonas bei uns im Institut für moderne Psychotherapie in Behandlung gewesen, hätte seine Therapeutin oder sein Therapeut ihm sicher geraten, sich nach einer anderen Arbeitsstelle umzusehen, die besser zu seinen Werten und Zielen passt. Ideal wäre vermutlich eine kreative Führungsposition innerhalb eines kleinen Teams, in dem die Aufgaben klar verteilt sind. Aber wer weiß, vielleicht kommt Jonas ja auch mit dem von der KI vorgeschlagenen Gespräch mit dem Chef weiter.

4.5 Mensch oder Maschine – wer ist besser?

Das letzte Beispiel zeigt recht gut: Ein KI-Therapeut kann zwar durchaus hilfreich sein, ein Mensch aus Fleisch und Blut aber kann besser zwischen den Zeilen lesen, was ein Patient wirklich braucht. Dennoch bin ich sicher, dass KI-Therapie sich mehr und mehr durchsetzen wird. In Deutschland mag das noch eine Weile dauern, aber in den USA sieht das schon ganz anders aus. Vieles ist dort nicht über eine Krankenversicherung abgedeckt oder so teuer, dass manche allein schon aus finanziellen Gründen einen KI-Therapeuten bevorzugen dürften. Mit Blick etwa auf den Fall von Christoph aus Kapitel 4.2 kann das auch durchaus eine brauchbare Alternative sein (Sie erinnern sich bestimmt an den IT-ler, der sich unter Druck oft zu viel aufhalst). Wenngleich auch hier einige Schwächen des digitalen Helfers sichtbar geworden sind.

Der Chatbot: nicht ganz so klug, wie er sich gibt

Eine offensichtliche Schwäche vieler Chatbots ist die, dass sie oft suggerieren, sie wüssten über alles Bescheid. So hatte Christoph die KI zum Beispiel gebeten, die von meiner Frau und mir entwickelte Bernhardt-Methode mit in die Therapie einfließen zu lassen. Zwar weiß der Chatbot, dass wir ressourcenorientiert arbeiten, das macht jedoch gerade mal zehn Prozent unserer Methodik aus. Fragt man konkret nach der 10-Satz-Methode, der 5-Kanal-Technik oder einem der vielen Musterunterbrecher gegen Ängste und Depressionen, die wir entwickelt haben, ist zumindest die hier getestete Version ChatGPT 4 ahnungslos. Inwieweit sich die neue Version 4o diesbezüglich besser schlägt, werden wir erst im Lauf der nächsten Wochen und Monate erfahren. Doch selbst wenn man die KI explizit auffordert, eine

Online-Suche zur Bernhardt-Methode durchzuführen, fallen die gelieferten Informationen bislang noch recht spärlich aus.

Das liegt daran, dass ChatGPT 4 im ersten Anlauf nur auf seinen Trainings-Datensatz zurückgreift. Dabei handelt es sich in erster Linie um Informationen, die bereits im Mainstream angekommen sind und bis Ende 2023 veröffentlicht wurden. Für erste psychotherapeutische Gespräche ist das meist auch völlig ausreichend. Sobald die Therapie sich jedoch schwieriger gestaltet oder man Ratschläge auf Basis neuester Erkenntnisse wünscht, wird es etwas aufwendiger. Dann muss man den Chatbot nämlich immer wieder auffordern, die gewünschten Informationen aktiv im Netz zu recherchieren. Das klappt mal mehr und mal weniger gut und hängt stark von vier Faktoren ab:

1. Die Menge an Informationen, die im Netz diesbezüglich schon verfügbar ist.
2. Welche »Umbauarbeiten« bei ChatGPT gerade im Hintergrund ablaufen.
3. Wie gut die jeweiligen Informationen durch Datenschutz und Urheberrecht geschützt sind.
4. Mit welcher Version von ChatGPT Sie arbeiten und wie weit diese Version bereits weiterentwickelt wurde.

So ist es mir zum Beispiel passiert, dass ich gerade die letzte Zeile dieses Buches vollendet hatte, als Open AI die neue Version ChatGPT 4o vorstellte. Kaum war diese Version in Deutschland verfügbar, testete ich sofort, ob und inwieweit dieser Chatbot anders auf die Fallbeispiele reagieren würde, als ChatGPT 4 dies tat. Doch zu meiner großen Überraschung war der neue Chatbot fast durchweg schlechter als sein Vorgänger. Wobei es sicher nur eine Frage der Zeit ist, bis auch mit der neuen Version ähnlich gute oder vielleicht sogar noch bessere Ergebnisse erreicht werden können. Deshalb werde ich auch weiterhin regelmäßig Tests durchführen, um auf unserer Website immer eine möglichst aktuelle Empfehlung aussprechen zu können, welche KI gerade am besten in die Rolle eines KI-Therapeuten schlüpfen kann und welche nicht. Zudem werden Sie dort auch eine Liste mit Krankheitsbildern finden, bei denen Sie sich definitiv noch einem Therapeuten aus Fleisch und Blut anvertrauen sollten.

Nach dieser kleinen Kritik möchte ich nun aber auch auf einen Punkt zu sprechen kommen, bei dem ein KI-Therapeut seinen menschlichen Vorbildern schon jetzt deutlich überlegen ist – und das ist seine Flexibilität.

4.6 Der Pippi-Langstrumpf-Effekt

Eine große Heldin meiner Kindheit war Pippi Langstrumpf. Ihr Slogan »Ich mache mir die Welt, wie sie mir gefällt!« war genau mein Ding. Vielleicht war ich auch deshalb gleich von den Möglichkeiten begeistert, die in so einem KI-Therapeuten stecken.

Christoph konnte dem Chatbot im Verlauf des Gesprächs eine klare Richtung vorgeben, an die sich die KI dann weitgehend gehalten hat. Selbst wenn sich unser fiktiver Burnout-Patient im weiteren Verlauf mehrfach umentschieden hätte, wie ChatGPT antworten oder fragen soll, hätte der Chatbot seine Anweisungen brav befolgt. Diese hohe Flexibilität ist eine Eigenschaft, die ich auch bei echten Therapeuten sehr schätze. Schließlich heißt es nicht umsonst: *Der Flexiblere führt!*

Wenn bei Patienten die Angst vor Veränderung so groß ist, dass Sie jeder Frage ausweichen und jeden Vorschlag eines Therapeuten kategorisch ablehnen, dann ist Flexibilität genau das, was letztlich doch zum Erfolg führt. Denn es gibt immer irgendwo kleine Stellen, an denen dieser »Schutzpanzer« durchlässig ist. Diese therapeutisch relevanten Stellen lassen sich jedoch nur finden, wenn man nicht wiederholt versucht, an der dicksten Stelle des Panzers weiterzukommen.

So wie Pippi Langstrumpf flexibel und offen mit all den Problemen umgeht, die ihr begegnen, hat auch ChatGPT immer noch eine gute Frage oder einen weiteren Lösungsansatz parat, sollten uns die ersten fünf, zehn oder 15 nicht gefallen. Interessant ist, was dies aus psychodynamischer Sicht bei den Nutzern eines KI-Therapeuten bewirkt: Es erodiert scheinbar fest zementierte Glaubenssätze wie zum Beispiel den, dass man bereits alles ausprobiert, aber nichts davon geholfen hat. Je mehr Ideen so ein Chatbot mit Leichtigkeit aus dem Ärmel schüttelt, umso unwahrscheinlicher wird es nämlich, dass man wirklich schon alle Möglichkeiten ausgeschöpft hat. Und genau diesen gesunden Zweifel braucht es, um für gute Ratschläge wieder offen zu sein.

4.7 KI-Therapie und die Vorteile einer direktiven Vorgehensweise

Gibt man ChatGPT keine entsprechenden Vorgaben, neigt es dazu, direktiv zu arbeiten. Auch das erinnert mich an Pippi Langstrumpf, die immer genau wusste, was zu tun ist, und sich auch nicht vor klaren Ansagen scheute. Ich begrüße das sehr, denn ich sehe in nicht-direktiver Psychotherapie bis heute keinen einzigen Vorteil für den Patienten, der den Nachteil aufwiegen könnte, dass solche Therapieansätze deutlich mehr Zeit beanspruchen, um dem Patienten zu helfen.

Für diejenigen, die nicht ganz so tief in der Materie sind, eine kurze Einordnung: Nicht-direktive Formen der Psychotherapie vermeiden es, dem Klienten direkte Anweisungen zu geben oder spezifische Lösungen für Probleme vorzuschlagen. Stattdessen ermutigen sie dazu, eigene Lösungen zu finden. Hier ein paar Beispiele für nicht-direktive Therapieformen:

1. **Gesprächstherapie nach Rogers:** Die klientenzentrierte Gesprächstherapie nach Carl Rogers ist prinzipiell ein nicht-direktiver Ansatz, bei dem der Therapeut eine bedingungslose positive Wertschätzung bietet, empathisch ist und Echtheit beziehungsweise Kongruenz zeigt. Ziel ist die Unterstützung des Klienten darin, Selbstbewusstsein zu entwickeln und selbstständig Lösungen für seine Probleme zu finden.
2. **Existenztherapie:** Dieser Ansatz konzentriert sich auf Konzepte wie Freiheit, Wahl und die Bedeutung des Lebens. Anstatt ihm direkte Ratschläge zu geben, soll der Klient darin unterstützt werden, seine eigenen Werte zu erkunden und ein authentisches Leben im Einklang mit diesen Werten zu führen.
3. **Narrative Therapie:** Diese Form der Therapie konzentriert sich darauf, Menschen dabei zu helfen, ihre eigenen Lebensgeschichten zu erkunden und umzuschreiben. Anstatt direktive Anleitungen zu geben, ermutigt der Therapeut seine Klienten, neue Bedeutungen und Identitäten in ihren Lebensgeschichten zu entdecken und zu entwickeln.

All diese Ansätze betonen die Bedeutung der Autonomie und der Selbstentdeckung des Klienten und vermeiden es in der Regel, direkte Anweisungen oder Lösungen anzubieten. Stattdessen arbeiten sie mit dem Klienten zusammen, um Einsichten zu fördern und persönliches Wachstum zu unterstützen. Kurzum, der Patient soll über sich selbst hinauswachsen, um dadurch dauerhaft in die Lage versetzt zu werden, selbst die Richtung zu bestimmen, in die sein Leben sich weiterentwickelt.

Prinzipiell sind das alles gute Ansätze, die sich auch schon oft bewährt haben. Mir persönlich sind sie nur zu langsam. Aus der Hirnforschung wissen wir nämlich längst, dass ein Gehirn unter Stress kaum in der Lage ist, vernünftig zu reflektieren oder gar lösungsorientiert zu denken. Das bedeutet, dass nicht-direktive Ansätze umso schlechter wirken, je höher der Leidensdruck der Betroffenen ist. Und genau deshalb bevorzugen wir am Institut für moderne Psychotherapie direktive Therapiemethoden. Damit gelingt es in der Regel deutlich schneller, Menschen mit Ängsten, Zwängen, Depressionen oder Burnout ein Gefühl der Erleichterung zu verschaffen. Anschließend sind sie dann umso empfänglicher für weiterführende Therapieschritte, die auch zu mehr Autonomie und Eigenverantwortung führen.

Ich sage also keineswegs, dass nicht-direktive Therapieformen schlecht wären. Ich habe lediglich ein paar andere Glaubenssätze, wie gute Therapie ebenfalls aussehen kann. Zum einen denke ich nicht, dass Erkenntnisse nur dann etwas wert sind, wenn wir selbst darauf kommen. Denn zumindest ich habe viele der Denkansätze, die mein Leben leichter und erfolgreicher gemacht haben, von guten Vorbildern übernommen. Zum anderen bin ich der festen Überzeugung, dass Therapie auch schnell gehen darf und trotzdem nachhaltig wirken kann. Da das bei der überwiegenden Mehrheit unserer Patienten der Fall ist, sehe ich keine Veranlassung, mich von diesem positiven Glaubenssatz zu verabschieden.

Nun ist mir natürlich bewusst, dass viele Psychiater und Psychotherapeuten gerade bei Depressionen die Erfahrung gemacht haben, dass Patienten meist sehr lange brauchen, bis sie ihr seelisches Tief überwunden haben. Dennoch würde keiner dieser Kollegen bestreiten, dass es auch Ausnahmen von dieser vermeintlichen Regel gibt. Vielleicht sollten wir unseren Fokus mehr darauf richten. Was lief in solchen Fällen besser? Oder gibt es wiederkehrende Muster, die sich auch auf andere Betroffene übertragen lassen? Bevor wir diese Fragen beantworten, werfen wir zuerst einen Blick darauf, wie eine KI mit einem Menschen umgehen würde, der wegen einer Depression um Hilfe bittet.

Kapitel 5: KI als Hoffnungsschimmer bei Depressionen

Je stärker eine depressive Symptomatik bereits ausgeprägt ist, umso schwieriger wird es, ein KI-Tool als Hilfe einzusetzen. Denn hierfür ist sowohl eigener Antrieb nötig als auch die Fähigkeit, die richtigen Fragen zu stellen. Bei Letzterem bin ich Ihnen gerne behilflich. Doch was den Antrieb betrifft, kann es nötig sein, sich externe Unterstützung zu suchen. Egal ob Freunde, Familie oder Bekannte, bitten Sie die Menschen in Ihrer Umgebung um Hilfe, wenn Sie es nicht allein schaffen, Ihre Probleme in den Griff zu bekommen. Vor allem bei schweren Depressionen rate ich zudem dringend, einen Arzt aufzusuchen. Nur der kann Ihnen eine Therapie und bei Bedarf auch Medikamente verordnen, die zumindest am Anfang etwas mehr Schwung geben.

Bei leichteren Depressionen ist es hingegen durchaus möglich, aus eigener Kraft hilfreiche Tipps von einem Chatbot zu erfragen. Die KI kann Ihnen konkrete Handlungsempfehlungen geben und hilft auch dabei, bereits durchgeführte Schritte auszuwerten und das weitere Vorgehen so an Ihren Alltag anzupassen, dass Sie besser vorankommen. Schauen wir uns dazu ein weiteres Fallbeispiel an.

5.1 Ein Chatbot als Wegbegleiter durch ein Stimmungstief

Julia ist eine 34-jährige Verwaltungsangestellte, die in den letzten sechs Monaten eine zunehmend depressive Symptomatik entwickelt hat. Sie leidet unter anhaltender Niedergeschlagenheit, Interessenverlust an Hobbys und Aktivitäten sowie Konzentrationsschwierigkeiten während der Arbeit. Aufgrund ihrer Neigung zu sozialer Isolation beschließt sie, einen Chatbot als Erste-Hilfe-Tool gegen ihr Stimmungstief zu testen. Sie wählt dazu im Menü von ChatGPT 4 die Rubrik »GPTs erkunden« und gibt den Begriff »Depression« ein. Von den zahlreichen Vorschlägen, die nun erscheinen, wählt sie gleich den ersten aus und tippt folgenden Prompt ins Eingabefeld.

Hallo, hier ist Julia. Ich habe gehört, du kannst mir dabei helfen, meine Gedanken und Gefühle zu verstehen und zu ordnen. Ich fühle mich in letzter Zeit ziemlich niedergeschlagen. Bitte überfrachte mich nicht mit Lösungsvorschlägen, da ich seit Kurzem zunehmend Schwierigkeiten habe, mich zu konzentrieren. Führ stattdessen lieber ein Gespräch mit mir, so wie es eine gute Freundin oder ein einfühlsamer Therapeut tun würde.

Custom GPT:
Hallo, Julia, es freut mich, dass du dich an mich wendest. Es klingt, als wäre es für dich gerade eine schwierige Zeit, und ich möchte, dass du weißt, dass es in Ordnung ist, sich so zu fühlen. Manchmal kann allein das Erkennen und Akzeptieren unserer Gefühle ein erster Schritt sein, um mit ihnen umzugehen. Wenn du möchtest, erzähl mir ein bisschen mehr darüber, was in letzter Zeit passiert ist oder was diese Gefühle auslöst. Wir können gemeinsam durchgehen, was dich beschäftigt, ohne Druck und in deinem eigenen Tempo.

Julia:
Okay. Ich bin jetzt 34 und bemerke bei mir seit circa einem halben Jahr eine anhaltende Niedergeschlagenheit. In meiner Freizeit kann ich mich kaum noch dazu aufraffen, Hobbys nachzugehen oder einen meiner wenigen Freunde zu treffen. Auf der Arbeit habe ich auffallend häufig Konzentrationsschwierigkeiten, sodass ich nicht mehr so effektiv arbeiten kann wie sonst. Das ist auch schon meinem Chef aufgefallen, was mir sehr unangenehm ist, denn eigentlich mag ich meine Arbeit.

Custom GPT:
Danke, Julia, dass du mir davon erzählst. Es klingt, als hättest du in den letzten Monaten einige Herausforderungen erlebt sowohl in deinem beruflichen als auch in deinem privaten Leben. Es ist mutig von dir, deine Gefühle zu erkennen und zu teilen. Es ist nicht ungewöhnlich, dass sich solche Schwierigkeiten auf die Arbeit und das Interesse an Aktivitäten, die einem früher Freude bereitet haben, auswirken.

Es ist wichtig, dass du dir selbst gegenüber Nachsicht übst. Depression oder depressive Phasen können sich auf verschiedene Weisen äußern, einschließlich der von dir beschriebenen Konzentrationsschwierigkeiten und des Verlusts von Motivation und Freude an Dingen, die dir einst wichtig waren. Das bedeutet nicht, dass du weniger leistungsfähig oder wertvoll bist, weder im Beruf noch im privaten Umfeld. Es zeigt vielmehr, dass etwas in deinem Leben gerade nicht im Gleichgewicht ist und Aufmerksamkeit benötigt.

Es kann hilfreich sein, kleine, erreichbare Ziele zu setzen, um den Tag zu strukturieren und dir ein Gefühl von Erfüllung zu geben, selbst wenn es nur kleine Schritte sind. Vielleicht gibt es eine kleine Aktivität oder ein Hobby, das dir früher Freude bereitet hat und das du in sehr kleinen Dosen wieder aufnehmen könntest, ohne Druck oder Erwartungen an dich selbst.

Was denkst du, gibt es etwas, das dir in kleinen Schritten helfen könnte, wieder ein bisschen mehr Freude oder Zufriedenheit zu empfinden? Manchmal kann auch das Gespräch mit einem Therapeuten oder einer Vertrauensperson helfen, die eigenen Gedanken und Gefühle besser zu verstehen und Strategien zu entwickeln, um mit den Herausforderungen umzugehen.

Julia:
Ich habe das schon versucht. Aber es macht mir nichts mehr so recht Freude. Gibt es vielleicht noch andere Auslöser, die so ein Stimmungstief verursachen können? Vielleicht Medikamente wie die neue Antibabypille, die ich seit einem Jahr nehme, oder irgendwelche Mangelerscheinungen?

Custom GPT:
Ja, Julia, du hast einen wichtigen Punkt angesprochen. Es gibt tatsächlich mehrere Faktoren, die zu einer anhaltenden Niedergeschlagenheit oder zu depressiven Verstimmungen beitragen können, und Medikamente sowie Mangelerscheinungen gehören definitiv dazu.

Die Einnahme der Antibabypille kann bei manchen Frauen Stimmungsschwankungen oder depressive Verstimmungen hervorrufen. Hormonelle Verhütungsmittel wirken auf den Hormonhaushalt des Körpers ein, und diese Veränderungen können sich auf die Stimmung und das allgemeine Wohlbefinden auswirken. Es ist eine gute Idee, diese Veränderungen im Zusammenhang mit der Einnahme neuer Medikamente zu betrachten, insbesondere wenn du eine Veränderung in deinem emotionalen Zustand bemerkst, seitdem du mit der neuen Pille begonnen hast.

Ebenso können Mangelerscheinungen zu Stimmungsschwankungen und Konzentrationsschwierigkeiten beitragen. Häufige Mangelerscheinungen, die mit Depressionen in Verbindung gebracht werden, umfassen Vitamin D, B-Vitamine (insbesondere B12 und Folsäure), Eisen und Omega-3-Fettsäuren. Ein Mangel an diesen Nährstoffen kann das Risiko für depressive Symptome erhöhen oder bestehende Symptome verstärken.

Es wäre ratsam, diese Bedenken mit einem Arzt oder einer Ärztin zu besprechen. Ein Gesundheitsfachmann kann dir dabei helfen, mögliche Ursachen deiner Symptome zu untersuchen, einschließlich der Überprüfung deiner aktuellen Medikation und der Durchführung von Bluttests, um etwaige Mangelerscheinungen festzustellen. Das Gespräch mit einem Arzt kann auch helfen, andere mögliche Ursachen auszuschließen und die beste Vorgehensweise zu bestimmen. Denk daran, dass du nicht allein bist und es in Ordnung ist, professionelle Hilfe in Anspruch zu nehmen, um diese Herausforderungen zu bewältigen. Es zeigt Stärke und Selbstfürsorge, Unterstützung zu suchen, um wieder ein Gleichgewicht zu finden.

Julia:
Die neue Pille nehme ich seit einem Jahr, die depressive Phase habe ich aber erst seit sechs Monaten. Kann das trotzdem zusammenhängen?

Custom GPT:
Ja, Julia, es ist durchaus möglich, dass es eine Verbindung zwischen der Einnahme der Pille und dem Beginn deiner depressiven Phase gibt, auch wenn die depressive Verstimmung erst einige Monate nach Beginn der Einnahme aufgetreten ist. Die Wirkung von Hormonen auf die Stimmung kann komplex sein und sich im Laufe der Zeit ändern, abhängig von verschiedenen Faktoren wie dem individuellen Hormonhaushalt, Lebensumständen, Stressleveln und anderen gesundheitlichen Bedingungen.

Hormonelle Veränderungen oder Ungleichgewichte können sich allmählich auf die Stimmung auswirken, und es kann eine Weile dauern, bis sich diese Effekte bemerkbar machen. Daher ist es möglich, dass die anfänglichen Monate der Einnahme der Pille ohne bemerkbare Auswirkungen auf deine Stimmung verliefen, während sich im Laufe der Zeit eine Sensibilität oder Reaktion entwickelt hat, die zu den depressiven Symptomen beiträgt.

Es ist wichtig, solche Veränderungen ernst zu nehmen und sie im Rahmen einer umfassenden Bewertung deiner Gesundheit zu betrachten. Ein Gespräch mit einem Arzt oder einer Ärztin über deine Erfahrungen kann sehr hilfreich sein. Sie können eine detaillierte Anamnese aufnehmen, mögliche Zusammenhänge bewerten und gegebenenfalls Alternativen zur aktuellen Verhütungsmethode vorschlagen oder weitere Untersuchungen anordnen, um andere Ursachen auszuschließen oder zu identifizieren.

Denk daran, dass dein Wohlbefinden an erster Stelle steht, und es ist wichtig, eine Lösung zu finden, die für dich gesund und zufriedenstellend ist.

Julia:
Was ist mit den Vitaminen und anderen Sachen, die du erwähnt hast? Kann ein Mangel daran wirklich so dramatische Folgen haben? Und wenn ja, hast du einen Tipp, wie ich diesen Mangel schnell beheben kann?

Custom GPT:
Ja, Julia, ein Mangel an bestimmten Vitaminen und Nährstoffen kann tatsächlich signifikante Auswirkungen auf die psychische Gesundheit und das allgemeine Wohlbefinden haben. Der Körper benötigt eine Vielzahl von Nährstoffen, um richtig zu funktionieren, einschließlich der Produktion von Neurotransmittern, die für die Regulierung der Stimmung wichtig sind. Ein Mangel kann zu einer Vielzahl von Symptomen führen, einschließlich Stimmungsschwankungen, erhöhter Erschöpfung und Konzentrationsschwierigkeiten.

Hier sind einige spezifische Nährstoffe, deren Mangel mit depressiven Symptomen in Verbindung gebracht wird, und Tipps, wie du sie in deinen Alltag integrieren kannst:

1. Vitamin D: Ein Mangel an Vitamin D wurde mit Depressionen und anderen Gesundheitsproblemen in Verbindung gebracht. Vitamin D kann durch Sonnenlichtexposition erhöht werden, aber auch durch Nahrungsergänzungsmittel oder Lebensmittel wie fetten Fisch, Eier und mit Vitamin D angereicherte Produkte.
2. B-Vitamine, insbesondere Vitamin B12 und Folsäure (B9): Diese sind wichtig für die Gehirngesundheit und die Neurotransmitterfunktion. B12 findet man vor allem in tierischen Produkten wie Fleisch, Fisch, Eiern und Milchprodukten. Für Vegetarier oder Veganer kann ein

B12-Nahrungsergänzungsmittel sinnvoll sein. Folsäure findet man in dunkelgrünem Blattgemüse, Hülsenfrüchten und Vollkornprodukten.

3. Eisen: Ein Eisenmangel kann zu Erschöpfung und einer niedergeschlagenen Stimmung führen. Gute Eisenquellen sind rotes Fleisch, Hülsenfrüchte, Nüsse, Samen und grünes Blattgemüse.
4. Omega-3-Fettsäuren: Diese spielen eine wichtige Rolle bei der kognitiven Funktion und der Stimmungsregulierung. Sie sind in fettem Fisch wie Lachs, Makrele und Sardinen, in Leinsamen, Chiasamen und Walnüssen enthalten.
5. Um einen möglichen Mangel festzustellen und entsprechend zu behandeln, ist es ratsam, einen Arzt aufzusuchen. Ein Bluttest kann Aufschluss über deinen aktuellen Nährstoffstatus geben, und auf Basis dieser Ergebnisse kann der Arzt gezielte Empfehlungen für Ernährungsumstellungen oder Nahrungsergänzungsmittel geben. Es ist wichtig, solche Anpassungen unter ärztlicher Aufsicht vorzunehmen, um eine ausgewogene und sichere Ergänzung zu gewährleisten.

Eine ausgewogene Ernährung, die reich an Obst, Gemüse, Vollkornprodukten, magerem Eiweiß und gesunden Fetten ist, kann die Basis für eine gute Nährstoffversorgung bilden und gleichzeitig das allgemeine Wohlbefinden fördern.

Julia:
Alles klar, dann werde ich wohl mal einen Bluttest machen und vielleicht auch mal die Pille absetzen. Ich habe ohnehin gerade keinen Freund und die Pille nur genommen, weil sie gut gegen meine unreine Haut war. Aber lieber Pickel und wieder Spaß am Leben als schöne Haut und dafür ein Häufchen Elend.

Custom GPT:
Das klingt nach einem gut durchdachten Plan, Julia. Es ist wichtig, Prioritäten zu setzen, die dein allgemeines Wohlbefinden und deine Lebensqualität in den Vordergrund stellen. Die Entscheidung, Veränderungen vorzunehmen, um herauszufinden, was deiner Gesundheit am besten dient, ist ein mutiger Schritt. Dich um deine psychische Gesundheit zu kümmern, ist genauso wichtig wie die Pflege deines körperlichen Wohlbefindens.

Ein Bluttest ist eine gute Idee, um mögliche Mangelerscheinungen zu identifizieren und anzugehen. Es ist ebenso vernünftig, die Auswirkungen der Pille auf deine Stimmung zu überdenken, insbesondere wenn du derzeit keine Verhütung benötigst. Die Entscheidung, die Pille abzusetzen, sollte dir dabei helfen, besser zu verstehen, wie sie deine Stimmung beeinflusst, und ob Veränderungen in deinem emotionalen Wohlbefinden auftreten, nachdem du aufgehört hast, sie zu nehmen.

Denk daran, auch deine Hautpflegeroutine anzupassen, wenn nötig, und such gegebenenfalls Rat bei einem Dermatologen, um Alternativen zu finden, die deine Hautgesundheit unterstützen, ohne deine psychische Gesundheit zu beeinträchtigen.

Es ist großartig zu sehen, wie du proaktive Schritte unternimmst, um deine Situation zu verbessern. Sei geduldig mit dir selbst während dieses Prozesses und erlaube dir, Unterstützung von Freunden, Familie oder Fachleuten zu suchen, wann immer du sie brauchst. Deine Gesundheit und dein Wohlbefinden sind es wert, gepflegt zu werden. Wenn du weitere Fragen hast oder einfach über deine Fortschritte sprechen möchtest, bin ich hier für dich.

Julia:
Eine Frage habe ich noch. Sollte es wirklich an der Pille oder einem Mangel an Nährstoffen liegen, wie lange dauert es dann, bis es mir wieder besser geht?

Custom GPT:
Die Dauer bis zur Besserung deines Wohlbefindens kann variieren, abhängig von verschiedenen Faktoren wie der spezifischen Ursache der depressiven Symptome, deinem allgemeinen Gesundheitszustand und wie dein Körper auf Veränderungen reagiert. Hier sind einige allgemeine Richtlinien, basierend auf den möglichen Ursachen, die du angesprochen hast:

Wenn es an der Pille liegt:
Nach dem Absetzen hormoneller Verhütungsmittel können sich die Hormonspiegel deines Körpers beginnen zu normalisieren, was einige Wochen bis Monate dauern kann. Viele Frauen bemerken eine Verbesserung ihrer Stimmung und ihres allgemeinen Wohlbefindens innerhalb von ein bis drei Monaten nach dem Absetzen, aber der Zeitrahmen kann individuell variieren.

Bei Nährstoffmängeln:
Die Besserung nach dem Beginn einer Supplementierung oder der Anpassung der Ernährung, um Mängel zu beheben, kann ebenfalls variieren. In einigen Fällen können Verbesserungen der Stimmung und Energie innerhalb von wenigen Tagen bemerkbar sein, insbesondere wenn die Mängel behoben werden. Bei einigen Nährstoffen, wie Vitamin D oder B12, kann es jedoch deutlich länger dauern, bis ein optimaler Spiegel erreicht und eine spürbare Verbesserung der Symptome erzielt wird.

Allgemeine Empfehlungen:

- Geduld ist wichtig: Körperliche und psychische Veränderungen brauchen Zeit. Sei geduldig mit dir selbst und erlaube deinem Körper, sich anzupassen.

- Folgekontrollen: Regelmäßige Nachuntersuchungen mit deinem Arzt können dabei helfen, den Fortschritt zu überwachen und Anpassungen vorzunehmen, falls nötig.

- Ganzheitlicher Ansatz: Berücksichtige, dass neben medizinischen Interventionen auch andere Faktoren wie Schlaf, Bewegung, Stressmanagement und soziale Unterstützung eine Rolle für dein Wohlbefinden spielen.

- Es ist wichtig zu beachten, dass jeder Körper unterschiedlich ist. Was für eine Person in einer bestimmten Zeit funktioniert, mag für eine andere länger dauern. Es ist entscheidend, mit Fachleuten zusammenzuarbeiten, die deinen Zustand überwachen können, und offen für Anpassungen im Laufe der Zeit zu sein.

Denk daran, dass das Ziel ein langfristiges Wohlbefinden ist, und es lohnt sich, in diesen Prozess zu investieren. Wenn du während dieses Prozesses Unterstützung brauchst, zögere nicht, dich zu melden.

Julia:
Vielen Dank.

Custom GPT:
Gerne, Julia. Ich wünsche dir viel Kraft und Geduld auf deinem Weg. Wenn du in Zukunft Fragen hast oder Unterstüt-

zung benötigst, zögere nicht, dich zu melden. Pass gut auf dich auf.

5.2 Der Vorteil, der ein Nachteil sein kann

Auch bei diesem Gespräch erlaubt sich ChatGPT keine Fehler. Die Kommunikation ist wertschätzend, aufbauend und auch inhaltlich richtig. Zudem hat Julia die KI durch ihre klugen Fragen dazu gebracht, mögliche Depressionsauslöser zu erörtern, auf die der Chatbot von selbst nicht gekommen wäre.

Und genau hier zeigt sich sowohl der größte Vorteil als auch der größte Nachteil daran, eine KI zu seinem Therapeuten zu machen:

Der Chatbot ist nur so gut
wie die Fragen, die Sie stellen.

Je besser Sie bereits über ein bestimmtes Krankheitsbild informiert sind, umso zielgerichteter werden Ihre Fragen sein, und umso besser werden auch die Ratschläge Ihres KI-Therapeuten ausfallen. Womit auch die Frage beantwortet wäre, was in vielen Fällen anders gelaufen ist, wenn die Behandlung von Depressionen schnell und nachhaltig erfolgen konnte: Es wurden auch all jene Ursachen abgefragt, die sonst häufig übergangen werden.

Mit besseren Fragen zu besseren Ergebnissen

Fakten, die das Internet dominieren, kennt die KI in- und auswendig. Nach neuesten Forschungsergebnissen oder Behandlungsansätzen, die nicht dem Mainstream entsprechen, müssen Sie hingegen gezielt fragen. Noch besser ist allerdings, Sie haben bereits eine Checkliste aller möglichen Auslöser einer Depression parat. Dann brauchen Sie Ihre aktuelle Lebenssituation nur noch mit dieser Liste abzugleichen und können den Chatbot ganz gezielt nach bestimmten Ursachen fragen. Und genau so eine hilfreiche Checkliste finden Sie bereits im nächsten Abschnitt.

Doch wie oft kommt es eigentlich vor, dass die wahren Gründe einer psychischen Erkrankung nicht oder erst viel zu spät erkannt werden? Leider viel häufiger, als Sie vielleicht denken. Lassen Sie mich das am Beispiel von Julia näher erläutern. Wir hatten in den vergangenen zwölf Jahren schon über 100 Patientinnen in unserer Praxis, bei denen eine Depression binnen wenigen Monaten verschwand, nachdem sie die Pille abgesetzt hatten. Das Gleiche gilt für unentdeckte Entzündungsherde im Körper, bestimmte Lebensmittel-Unverträglichkeiten oder einen Mangel an Proteinen oder Vitalstoffen.

Und auch bei Angststörungen gibt es eine Vielzahl möglicher Auslöser, die regelmäßig im Rahmen einer Therapie übersehen werden. Beispiele dafür sind das eigentlich harmlose Roemheld-Syndrom, aber auch falsch dosierte Schilddrüsenmedikamente oder eine Entzündung im Gehirn, die durch eine Streptokokkeninfektion ausgelöst wurde.

Eine umfassende Auflistung der Auslöser, die bei Angststörungen häufig übersehen werden, habe ich in Kapitel 6.5 für Sie zusammengestellt. Mit dieser Übersicht werden Sie künftig in der Lage sein, Ihrem Therapeuten endlich genau die Fragen zu stellen, die Ihr Leben vielleicht für immer verändern können – egal ob er aus Fleisch und Blut besteht oder aus Einsen und Nullen.

5.3 Checkliste: Zehn Punkte, mit denen Sie jeden Chatbot besser machen

Bereits in meinem 2019 erschienenen Bestseller *Depression und Burnout loswerden* gehe ich ausführlich auf viele Auslöser dieser beiden Krankheitsbilder ein, die leider immer noch viel zu häufig übersehen werden. Dank der vielen Zuschriften von Leserinnen und Lesern dieses Buches weiß ich, wie schnell selbst schwere Depressionen mitunter verschwinden können, wenn die wahren Ursachen endlich erkannt und richtig behandelt werden. Hier deshalb die zehn wichtigsten Depressionsauslöser, auf die ein KI-Therapeut zwar nicht unbedingt von selbst kommen würde, zu denen er aber durchaus etwas zu sagen hat, wenn man ihn gezielt danach fragt.

Auslöser Nummer eins: Negatives Denken und Zweckpessimismus

Dank der modernen Hirnforschung wissen wir mit Sicherheit, dass unser Gehirn sich bis ins hohe Alter verändert. Dieser Prozess nennt sich Neuroplastizität. Die Art, wie wir denken und handeln, lässt permanent neue synaptische Verbindungen entstehen, während zeitgleich andere abgebaut werden. In unserem Kopf gilt nämlich der Grundsatz: »Use it or lose it.« Also: Benutze die im Gehirn gespeicherten Informationen, oder du verlierst sie. Das bedeutet, dass Dinge, die wir oft denken oder wiederholen, immer fester in unseren grauen Zellen abgespeichert werden und entsprechend schnell abgerufen werden können. Fähigkeiten, die wir lange nicht mehr trainiert haben, sowie Gedanken, die wir lange nicht mehr hatten, verlieren hingegen zunehmend an Präsenz. Das Gleiche gilt für all die Gefühle, die wir aufgrund bestimmter Gedanken entwickeln – und zwar positive wie negative.

Hierzu ein Beispiel: Wer sein Leben lang ein Optimist war, den werfen selbst unangenehme Ereignisse nicht so schnell aus der Bahn. Pessimisten hingegen trainieren ihr Gehirn nach demselben Prinzip darauf, eine optimale Problemfindungsmaschine zu werden. Das gilt übrigens auch für den vermeintlich positiven Zweckpessimismus. Menschen, die sich als Zweckpessimisten bezeichnen, sind überzeugt davon, dass ihre Art des vorausschauenden Denkens sie vor bösen Überraschungen schützt. Und sollte doch mal etwas Unangenehmes passieren, sind sie weniger enttäuscht, da sie ja mental bereits auf das Schlimmste vorbereitet waren. Zumindest denken sie das. Tatsächlich könnte der Irrtum kaum größer sein. Denn wenn wir etwas aus der Hirnforschung und der Entdeckung der Neuroplastizität gelernt haben, dann das:

Negatives Denken und Zweckpessimismus schützen weder vor unangenehmen Erfahrungen, noch reduzieren sie den empfundenen Schmerz.

Diese Art des Denkens trainiert Ihr Gehirn nur immer weiter darin, überwiegend negative Dinge wahrzunehmen. Die Fähigkeit hingegen, all das Positive zu sehen, das ebenfalls vorhanden ist, wird neuronal mehr und mehr zurückgebildet. Und das so lange, bis Sie sich an nichts mehr erfreuen können. Genau das nennt man dann Depression. Sollten auch Sie ein überzeugter Zweckpessimist sein, dann wäre es zumindest klug, Ihren KI-Therapeuten darüber aufzuklären. Da ich jedoch aus Erfahrung weiß, dass Menschen mit dieser Lebenseinstellung schwer davon zu überzeugen sind, dass sie sich in bester Absicht mehr schaden als helfen, wäre mein Tipp: Lassen Sie es wenigstens auf einen Versuch ankommen.

Wir hatten schon viele Zweckpessimisten in unserer Praxis, die nach ein paar Wochen völlig entsetzt darüber waren, wie sehr ihr Negativfokus ihr komplettes Leben beeinflusst hat. Ihr Vorteil könnte nun sein, dass Sie sich nicht gegenüber einem Menschen »outen« müssen. Keiner bekommt mit, wenn Sie Ihren KI-Therapeuten um ein paar Übungen bitten, mit denen sich der eigene Fokus wieder positiv umtrainieren lässt. Zudem kann nichts Schlimmes passieren. Entweder Sie hatten recht, und Ihr Leben bleibt so, wie es ist, oder aber es wird deutlich leichter und fröhlicher.

Auslöser Nummer zwei: Zu wenig BDNF-Proteine durch Bewegungsmangel

Ausreichend körperliche Bewegung ist neben Sonnenlicht und der richtigen Form der Ernährung, auf die ich später noch eingehen werde, ein entscheidender Faktor, um das sogenannte BDNF-Protein zu produzieren. Diese Abkürzung steht für Brain-Derived Neurotrophic Factor (Gehirn-abgeleiteter neurotropher Faktor). Es handelt sich hierbei um ein Eiweiß, das maßgeblich am Wachstum neuer Gehirnzellen und Synapsen beteiligt ist. Vereinfacht ließe sich sagen, BDNF ist einer der zentralen Baustoffe unseres Gehirns. Je mehr uns davon zur Verfügung steht, umso besser ist unsere Merk- und Denkfähigkeit. Probleme werden schneller und kreativer gelöst, und es fällt uns leicht, Gelassenheit, Zufriedenheit und Freude zu empfinden. Produziert unser Körper hingegen zu wenig von diesem lebenswichtigen Eiweiß, merken wir das als Erstes an einer nachlassenden Konzentrations- und Merkfähigkeit. Haben wir über einen längeren Zeitraum zu wenig BDNF, kann dies zu Ängsten, Depressionen,[6] Burnout und Schlafstörungen[7] führen.

In Tierversuchen konnten Wissenschaftler der University of Puerto Rico zudem zeigen, dass eine Anreicherung des BDNF-

Proteins im Gehirn zu einer regelrechten Löschung des Angstgedächtnisses führt.[8]

Ihren BDNF-Spiegel wieder zu erhöhen, ist hingegen so einfach, dass es sich nicht einmal lohnt, eine KI danach zu fragen. Denn die Antwort besteht aus nur einem einzigen Wort: Bewegung. Dieses Eiweiß wird nämlich nur dann von unserem Körper in ausreichender Menge produziert, wenn wir uns genug bewegen. Egal ob Spazierengehen, Tanzen, Radfahren oder Sport, je mehr Sie Ihre Muskulatur benutzen, desto mehr BDNF produzieren Sie und umso besser greift auch jede Form der Psychotherapie. Erst wenn der BDNF-Spiegel wieder stimmt, sind Sie überhaupt in der Lage, neue Erkenntnisse so abzuspeichern, dass Sie auch wirklich davon profitieren können.

Auslöser Nummer drei: Häufige Nebenwirkungen gängiger Medikamente

Laut einer Studie der University of Illinois führen über 200 häufig verwendete Medikamente als mögliche Nebenwirkung Depressionen auf.[9] Ziel der Forscher war es, herauszufinden, wie oft diese Nebenwirkungen tatsächlich auftreten. Zudem überprüften sie, wie sehr die Gefahr einer möglichen Depression sich erhöht, wenn nicht nur eines, sondern gleich mehrere dieser Medikamente eingenommen werden. Das Stichwort hierzu lautet »Polypharmazie« und ist ein weiterer blinder Fleck, der nicht nur bei KI-Therapeuten zu finden ist.

In dieser sehr umfangreichen Studie wurden Daten von rund 26 000 Patienten über einen Zeitraum von zehn Jahren ausgewertet. Dabei konnte eindeutig nachgewiesen werden, dass Depressionen umso häufiger auftraten, je mehr »verdächtige« Präparate gleichzeitig eingenommen wurden. Und es war absolut keine Seltenheit, dass Patienten gleich zwei oder drei dieser Medikamente verordnet worden waren. Immerhin handelte es sich größtenteils um sehr gängige Präparate wie zum Beispiel Blutdruckmedikamente, Antibiotika, Mittel gegen Sodbrennen oder die bereits erwähnte Antibabypille.

Sollten auch Sie mehrere der nachfolgenden Medikamente einnehmen, rate ich Ihnen dringend, diesen Medikamentencocktail von einem Arzt auf Wechselwirkungen überprüfen zu lassen. Idealerweise lassen Sie dies nicht Ihren bisherigen Hausarzt übernehmen, denn der müsste vielleicht im Zweifel zugeben, etwas übersehen zu haben. Hier nun eine Aufzählung der häufigsten Medikamentengruppen, die in Kombination zu Depressionen führen können:

- Antibabypillen
- Antibiotika
- Antidepressiva
- Appetitzügler
- Asthmamedikamente
- Blutdrucksenker
- Cholesterinspiegel-Senker
- Cortison
- Hepatitismedikamente
- Hormontherapien für Frauen in den Wechseljahren
- Magentabletten
- Malariamedikamente
- Medikamente gegen Akne
- Medikamente gegen Epilepsie
- Medikamente gegen hormonell bedingten Haarausfall
- Medikamente zur Raucherentwöhnung
- Migränemedikamente
- Schilddrüsenmedikamente

Gerade bei älteren Patienten, die täglich eine Vielzahl von Medikamenten einnehmen müssen, kann ein Austausch bestimmter

Präparate schon binnen wenigen Wochen zu einer Steigerung der Lebensfreude führen. Wichtig ist jedoch, nicht eigenständig Medikamente abzusetzen oder auszutauschen. Machen Sie das bitte grundsätzlich nur unter ärztlicher Aufsicht.

Auslöser Nummer vier: Unerkannte Lebensmittelunverträglichkeiten

Seit Jahren berichten die Medien zunehmend darüber, dass auch Lebensmittelunverträglichkeiten als mögliche Ursache einer Depression infrage kommen. Auch Studien gibt es schon einige zu diesem Thema – doch die werden häufig von Pharma- oder Lebensmittelkonzernen finanziert und sind deswegen nur bedingt aussagekräftig. So bleibt Betroffenen oft nur der Gang zum Arzt, um über Unverträglichkeitstests herauszufinden, was sie vertragen und was nicht. Oder man greift zu einem der unzähligen Selbsttests, die mittlerweile über Apotheken und Internetshops angeboten werden.

Doch wie zuverlässig kann so eine Selbstdiagnostik sein, wenn schon Ärzte oft Probleme damit haben, Lebensmittelunverträglichkeiten richtig zu diagnostizieren? Die möglichen Wechselwirkungen zwischen bestimmten Lebensmitteln, Medikamenten und Nahrungsergänzungsmitteln sind oft so komplex, dass nur ein Facharzt mit jahrelanger Praxiserfahrung den nötigen Durchblick hat.

Schauen wir doch mal, wie gut unser KI-Therapeut über psychische Probleme informiert ist, die durch Lebensmittelunverträglichkeiten ausgelöst werden, und was er uns in solchen Fällen raten würde.

Hallo, ChatGPT, was weißt du über psychische Probleme, die durch Lebensmittelunverträglichkeiten ausgelöst werden können?

ChatGPT 4:
Lebensmittelunverträglichkeiten können eine Reihe von körperlichen Symptomen verursachen, wie Magen-Darm-Beschwerden, Hautausschläge und Kopfschmerzen. Interessanterweise können sie auch psychische Probleme beeinflussen oder auslösen. Hier einige Punkte dazu:

1. Stimmungsschwankungen und Depression: Einige Studien haben einen Zusammenhang zwischen Lebensmittelunverträglichkeiten und Stimmungsschwankungen oder depressiven Verstimmungen aufgezeigt. Beispielsweise können Menschen mit Glutenunverträglichkeit (Zöliakie oder nicht-zöliakische Glutenempfindlichkeit) depressive Symptome erfahren, die sich nach dem Entfernen von Gluten aus ihrer Ernährung verbessern können.
2. Angstzustände: Angstsymptome können ebenfalls mit Nahrungsmittelunverträglichkeiten zusammenhängen. Beispielsweise berichten einige Menschen, dass der Verzehr bestimmter Lebensmittel, auf die sie empfindlich reagieren, ihre Angstzustände verschlimmert.
3. Verhaltens- und Aufmerksamkeitsprobleme bei Kindern: Es gibt Hinweise darauf, dass bestimmte Lebensmittelunverträglichkeiten, wie beispielsweise gegenüber künstlichen Farbstoffen oder Konservierungsstoffen, bei einigen Kindern zu Hyperaktivität und Aufmerksamkeitsdefizit-/Hyperaktivitätsstörung (ADHS) beitragen können.
4. Erschöpfung und Energiemangel: Chronische Müdigkeit und geringe Energie, die psychische Auswirkungen haben können, sind häufige Beschwerden von Personen mit Lebensmittelunverträglichkeiten. Dies kann indirekt zu Depressionen oder vermindertem psychischem Wohlbefinden führen.

5. Gehirnnebel: Dieser informelle Begriff beschreibt Symptome wie Konzentrationsschwierigkeiten, Vergesslichkeit und Verwirrung, die manche Menschen im Zusammenhang mit bestimmten Lebensmitteln erleben.

Die Mechanismen hinter diesen Effekten sind vielfältig und können entzündliche Prozesse, Veränderungen im Darmmikrobiom und immunologische Reaktionen umfassen, die durch bestimmte Lebensmittel ausgelöst werden. Es ist wichtig zu beachten, dass die psychischen Auswirkungen von Lebensmittelunverträglichkeiten von Person zu Person variieren und eine individuelle Bewertung durch Fachleute erforderlich machen, um geeignete diätetische Anpassungen und Behandlungen vorzunehmen.

Bei Depressionen hast du ja bereits Gluten genannt. Welche Lebensmittel kommen bei Angstzuständen infrage und welche beim Gehirnnebel?

ChatGPT 4:
Bei Angstzuständen und Gehirnnebel können verschiedene Lebensmittel unterschiedliche Effekte haben. Hier sind einige spezifische Beispiele:

Lebensmittel, die Angstzustände beeinflussen können:

1. Koffein: Koffein ist ein Stimulans, das bei manchen Menschen Angstzustände auslösen oder verschlimmern kann, besonders in hohen Dosen. Es kann zu einer erhöhten Herzrate und Unruhe führen, was die Angstsymptome intensivieren kann.
2. Zucker und raffinierte Kohlenhydrate: Schnelle Schwankungen des Blutzuckerspiegels können zur Freiset-

zung von Hormonen führen, die Angstsymptome verstärken können. Hoher Zuckerkonsum kann auch zu Energieeinbrüchen führen, die die Angst fördern.

3. Alkohol: Obwohl Alkohol kurzfristig beruhigend wirken kann, kann er langfristig Angstzustände verschlimmern. Alkohol verändert die Neurotransmitter-Balance im Gehirn und kann die Angst erhöhen, sobald die anfängliche beruhigende Wirkung nachlässt.
4. Verarbeitete Lebensmittel: Hoher Gehalt an künstlichen Zusatzstoffen, Konservierungsstoffen und Chemikalien in verarbeiteten Lebensmitteln kann bei manchen Menschen Angstzustände verstärken.

Lebensmittel, die mit Gehirnnebel in Verbindung gebracht werden:

1. Gluten: Bei Personen mit Glutenunverträglichkeit oder Zöliakie kann der Verzehr von Gluten zu Gehirnnebel führen. Dies wird oft als Teil eines breiteren Spektrums von Symptomen erlebt.
2. Milchprodukte: Einige Menschen berichten über Gehirnnebel in Verbindung mit Laktoseintoleranz oder einer Empfindlichkeit gegenüber bestimmten Proteinen in Milchprodukten.
3. Künstliche Süßstoffe: Substanzen wie Aspartam, die in vielen zuckerfreien Produkten enthalten sind, können bei manchen Menschen neurologische und psychologische Effekte wie Gehirnnebel verursachen.
4. Lebensmittelzusatzstoffe wie Mononatriumglutamat (MSG): MSG und andere Zusätze können in empfindlichen Personen Symptome wie Gehirnnebel auslösen.

Die Reaktion auf bestimmte Lebensmittel kann sehr individuell sein. Es ist daher empfehlenswert, bei Verdacht auf Lebensmittelunverträglichkeiten, die psychische Symptome wie Angst oder Gehirnnebel auslösen, ein Ernährungstagebuch zu führen und gegebenenfalls eine Eliminationsdiät unter Anleitung eines Fachmanns durchzuführen, um die spezifischen Auslöser zu identifizieren.

Diese Empfehlung hätten Sie auch von unseren Therapeuten bekommen. Insofern leistet der Chatbot hier ganze Arbeit. Allerdings wäre er höchstwahrscheinlich nicht selbst auf die Idee gekommen, dieses Thema anzusprechen. Das Gleiche gilt auch für den nächsten Punkt.

Auslöser Nummer fünf: Ein Mangel an Mineralstoffen, Spurenelementen oder Vitaminen

Dass ein Mangel an Mineralstoffen, Spurenelementen oder Vitaminen sich negativ auf die Psyche auswirken kann, wissen Sie ja bereits aus Kapitel 5.1. Da ein Chatbot diesbezüglich blinde Flecken hat, hier eine kurze Übersicht all der Stoffe, die Sie besonders im Auge behalten sollten:

- Calcium
- Folsäure
- Jod
- Magnesium
- Vitamin B12
- Vitamin D3
- Zink

Sollte eine Blutuntersuchung einen massiven Mangel an einem oder mehreren dieser Stoffe zutage fördern, besteht durchaus die Möglichkeit, dass eine Depression maßgeblich darauf zurückzuführen ist.

Vitamin D3 – ein Lichtblick in der Gehirnforschung

Bereits 1982 konnte von William R. Sutherland und Anthony W. Norman[10] nachgewiesen werden, dass im Gehirn auch D3-Rezeptoren existieren. Seither wird immer klarer, wie wichtig dieses Vitamin auch für unsere psychische Gesundheit sein muss. Dass ein guter Vitamin-D-Spiegel tatsächlich depressive Symptome lindern kann, wies auch eine Studie nach, die Afsane Bahrami 2017 im Rahmen ihrer Doktorarbeit[11] veröffentlichte. Durchgeführt wurde sie mit heranwachsenden Mädchen, die man neun Wochen lang täglich mit einer hohen Vitamin-D-Dosis versorgte. Interessant an dieser Studie ist, dass in den ersten Wochen der erhöhten Vitamin-D-Versorgung kaum positive Effekte zu beobachten waren, diese aber umso signifikanter wurden, je länger die Einnahme erfolgte. Deshalb mein Tipp an Sie: Haben Sie ein wenig Geduld! Manchmal dauert es ein wenig, bis die positiven Effekte sichtbar werden, selbst wenn ein Nährstoffmangel laut Blutbild bereits behoben wurde.

Wenn zu viel Serotonin krank macht

Wie Sie ja bereits wissen, befürworte ich nur bei schweren Depressionen die Einnahme von Antidepressiva. Bei leichten oder mittelschweren Depressionen sowie bei Angststörungen, Zwangsstörungen und Burnout bin ich jedoch skeptisch. Vor allem wenn es um Medikamente geht, die den Serotoninspiegel erhöhen. Nur weil dieser Neurotransmitter umgangssprachlich als Glücksbotenstoff bezeichnet wird, heißt das noch lange nicht, dass mehr Serotonin im Gehirn tatsächlich glücklicher macht. Vielmehr führt dies zu einer Vielzahl von ernsthaften Problemen, die als Serotoninsyndrom bezeichnet werden. Fragen wir doch mal unseren KI-Therapeuten, was es damit auf sich hat: *Hallo, ChatGPT, wie äußert sich ein Serotoninsyndrom?*

ChatGPT 4:
Das Serotoninsyndrom ist eine potenziell lebensbedrohliche Reaktion, die durch eine übermäßige Anhäufung von Serotonin im Körper verursacht wird. Es kann durch die Einnahme von Medikamenten, die den Serotoninspiegel beeinflussen, ausgelöst werden, insbesondere wenn mehrere solcher Medikamente kombiniert werden oder die Dosierung eines Medikaments erhöht wird. Zu den Symptomen gehören eine Reihe von physischen und psychischen Veränderungen, die von mild bis schwerwiegend reichen können.

Zu den milden Symptomen zählen unter anderem Muskelzuckungen, hoher Blutdruck, Muskelsteifheit, starkes Schwitzen, Durchfall, Kopfschmerzen, Schüttelfrost und Gänsehaut. In schweren Fällen kann das Serotoninsyndrom zu hohem Fieber, Zittern, Krampfanfällen, unregelmäßigem Herzschlag und Bewusstlosigkeit führen. Diese schweren Symptome können lebensbedrohlich sein und erfordern sofortige medizinische Behandlung.

Die Behandlung des Serotoninsyndroms hängt vom Schweregrad der Symptome ab und kann von der Einstellung oder Änderung der Medikation über die stationäre Beobachtung im Krankenhaus bis hin zur intensiven Behandlung auf einer Intensivstation reichen. In milden Fällen können Symptome innerhalb von 24 bis 72 Stunden nach dem Absetzen der auslösenden Medikation abklingen. Bei moderaten bis schweren Symptomen können Behandlungen Sedativa, intravenöse Flüssigkeiten, Medikamente zur Kontrolle von Herzfrequenz und Blutdruck sowie in einigen Fällen einen Serotonin-Blocker wie Cyproheptadin umfassen.

Wichtige Auslöser des Serotoninsyndroms umfassen eine Vielzahl von Medikamenten und Substanzen, darunter selektive Serotonin-Wiederaufnahmehemmer (SSRIs), Serotonin-Noradrenalin-Wiederaufnahmehemmer (SNRIs), trizyklische Antidepressiva, Monoaminooxidase-Hemmer (MAOIs), bestimmte Schmerzmittel einschließlich einiger Opioide und illegale Drogen sowie einige pflanzliche Wirkstoffe wie zum Beispiel Johanniskraut, Ginseng oder syrische Weinraute.

Es ist wichtig, dass Personen, die Medikamente einnehmen, die den Serotoninspiegel beeinflussen, sich der Anzeichen und Symptome des Serotoninsyndroms bewusst sind und bei Verdacht umgehend medizinische Hilfe in Anspruch nehmen.

Auslöser Nummer sechs: Chronische Entzündungen

Die Erkenntnis, dass eine Depression binnen wenigen Tagen verschwinden kann, wenn eine Entzündung im Körper erkannt und kuriert wurde, ist nicht neu. Bevor ich meine Berufung in der Psychotherapie fand, war ich 20 Jahre als Wissenschafts- und Medizinjournalist tätig. Dabei hörte ich immer wieder von Ärzten, dass Entzündungen der Harnwege, der Nasennebenhöhlen oder auch der Zahnwurzeln häufig mit depressiven Verstimmungen einhergehen. Zudem konnte beobachtet werden, dass viele Betroffene sich erstaunlich schnell psychisch stabilisieren, sobald der Entzündungsherd im Körper erkannt und erfolgreich behandelt wurde. Besonders oft lässt sich dieser Effekt übrigens bei entzündlichen Darmerkrankungen beobachten. Nicht umsonst heißt es, dass der Darm unser zweites Gehirn sei.

Mein Rat an Sie lautet deshalb: Lassen Sie sich gründlich durchchecken und bestehen Sie darauf, dass sowohl ein großes Blutbild als auch ein Mineralstoffspiegel erstellt wird. Dadurch können Sie nicht nur Entzündungen im Körper aufspüren, sondern Sie erhalten auch einen guten Überblick, welche Stoffe bei Ihnen derzeit nicht ausreichend vorhanden sind. Je mehr Informationen Sie haben, umso eher kann ein ganzheitlich orientierter Arzt die wahren Ursachen Ihrer Depression ergründen und entsprechende Gegenmaßnahmen einleiten.

Noch ein wichtiger Hinweis für Eltern von Kindern, bei denen ganz plötzlich Ängste, Zwänge oder seltsame Tics aufgetreten sind: Dahinter kann sich ein Krankheitsbild verbergen, dass PANS oder PANDAS genannt wird. Da die überwiegende Mehrheit aller Ärzte davon noch nie etwas gehört hat, käme auch ChatGPT nicht auf die Idee, Sie darauf aufmerksam zu machen. Fragt man die KI jedoch gezielt danach, liefert sie folgendes Ergebnis:

Was weißt du über die Krankheitsbilder PANS beziehungsweise PANDAS?

ChatGPT 4:
PANS (Pediatric Acute-onset Neuropsychiatric Syndrome) und PANDAS (Pediatric Autoimmune Neuropsychiatric Disorders Associated with Streptococcal Infections) sind Erkrankungen, die vor allem Kinder betreffen und durch plötzlich auftretende, schwere neuropsychiatrische Symptome gekennzeichnet sind. Sie treten relativ selten auf und sind für behandelnde Ärzte oft eine Herausforderung.

PANDAS ist eine Unterform von PANS und steht speziell für Zustände, die sich durch eine Verbindung zu Streptokokkeninfektionen (häufig bekannt als Streptokokken der Gruppe A) auszeichnen. Die Theorie hinter PANDAS ist, dass die Immunreaktion auf eine Streptokokkeninfektion fehlgeleitet wird und sich gegen das Gehirn richtet, insbesondere gegen das Basalganglion, was zu den Symptomen führt.

Die Kriterien für PANDAS umfassen:

- Vorliegen einer Zwangsstörung und/oder Tic-Störung
- Pädiatrisches Beginnalter von Symptomen (in der Regel vor der Pubertät)
- Episodischer Verlauf der Symptomintensität
- Verbindung zwischen Streptokokkeninfektion und Symptombeginn oder -verschlechterung
- Assoziierte neurologische Abnormalitäten (zum Beispiel motorische Hyperaktivität oder unwillkürliche Bewegungen)

PANS hingegen ist ein breiterer Begriff, der sich auf plötzlich auftretende neuropsychiatrische Symptome bei Kindern bezieht, ohne dass eine spezifische Ursache (wie eine Streptokokkeninfektion) identifiziert werden muss. PANS kann durch Infektionen, metabolische Störungen und andere Faktoren ausgelöst werden. Die Diagnose von PANS basiert auf dem plötzlichen Beginn von Symptomen wie Zwangsstörungen oder stark eingeschränktem Essen, begleitet von mindestens zwei weiteren neuropsychiatrischen Symptomen, die ohne andere erkennbare Ursache auftreten.

Die Behandlung für PANS und PANDAS kann Immuntoleranztherapie, Antibiotika (im Fall von PANDAS), psychologische Therapien wie kognitive Verhaltenstherapie und Medikamente zur Behandlung spezifischer Symptome umfassen. Die Behandlungsansätze sind oft multidisziplinär und auf den einzelnen Patienten zugeschnitten.

Es ist wichtig zu beachten, dass die Forschung zu PANS und PANDAS weiterhin aktiv ist und es in der medizinischen Gemeinschaft unterschiedliche Meinungen über Aspekte dieser Erkrankungen gibt einschließlich ihrer Definitionen, Diagnosekriterien und Behandlungsansätze.

Die Informationen, die uns der Chatbot liefert, sind zwar inhaltlich korrekt, aber zumindest für meinen Geschmack viel zu schwer zu lesen. Kein Problem, bitten wir die KI doch einfach um eine leichter verständliche Sprache.

Kannst du den Text bitte in eine einfachere Sprache übersetzen, sodass auch ein 12-Jähriger das verstehen könnte?

ChatGPT 4:
Natürlich, machen wir das Ganze einfacher:
Stell dir vor, dein Gehirn ist wie ein Computer, der normalerweise richtig gut läuft. Aber manchmal können Viren oder andere Probleme den Computer ein bisschen durcheinanderbringen. Bei PANS und PANDAS passiert etwas Ähnliches in deinem Gehirn, aber anstatt von Computerviren sprechen wir über echte Keime oder andere Auslöser.

PANDAS ist, wenn dein Gehirn plötzlich verrücktspielt, weil es vor Kurzem von bestimmten Bakterien angegriffen wurde, die wir Streptokokken nennen. Dein Körper versucht, diese Bakterien zu bekämpfen, aber manchmal macht er einen Fehler und greift stattdessen Teile deines Gehirns an. Das kann dazu führen, dass du dich anders verhältst, vielleicht entwickelst du Zwänge (wie ständiges Händewaschen) oder hast plötzlich Zuckungen, die du nicht kontrollieren kannst.

PANS ist ähnlich, aber es geht nicht nur um Streptokokkenbakterien. Irgendetwas anderes – wie andere Keime oder Stress – könnte dein Gehirn dazu bringen, verrücktzuspielen. Bei PANS ändern sich auch plötzlich deine Gefühle oder wie du dich verhältst, und du könntest ebenfalls mit Zwängen oder unkontrollierbaren Bewegungen zu kämpfen haben.

Ärzte versuchen, herauszufinden, was genau los ist, und dann zu helfen, indem sie vielleicht Medikamente geben oder andere Behandlungen vorschlagen, damit du dich wieder besser fühlst. Es ist ein bisschen so, als würde man den Computer reparieren, damit er wieder richtig läuft.

Ich weiß nicht, wie es Ihnen damit geht, aber ich liebe die Möglichkeit, sich komplizierte Texte von ChatGPT noch einmal so zusammenfassen zu lassen, dass selbst ein Kind sie versteht. Diese Funktion kann man zum Beispiel auch nutzen, um seinen Nachwuchs mit guten Argumenten dazu zu bewegen, weniger Zeit am Smartphone zu verbringen. Was uns zum nächsten Punkt führt, denn sowohl eine Handysucht als auch der übermäßige Konsum sozialer Medien können wesentlich zur Entstehung einer Depression beitragen.

Auslöser Nummer sieben: Sucht nach sozialen Medien und dem Smartphone

Laut einer 2017 veröffentlichten Studie[12] leiden junge Erwachsene umso häufiger an Depressionen und Angststörungen, je mehr Social-Media-Plattformen sie regelmäßig nutzen. Dazu gehören unter anderem TikTok, WhatsApp, Facebook, Snapchat, Instagram, Pinterest, X (vormals Twitter) oder auch YouTube. Da über 90 Prozent der dort präsentierten Inhalte über das Smartphone konsumiert werden, spielen diese Geräte eine entscheidende Rolle bei der Entstehung von psychischen Störungen.

Wenn Menschen sich ohne ihr Smartphone unvollständig fühlen und jede freie Minute nutzen, um kurzweilige Inhalte über diese Geräte zu konsumieren, dann spricht man in der Regel von einer Handysucht. Doch wo liegt die Grenze zu einem gesunden und verantwortungsvollen Umgang mit dieser Technologie? Schließlich ersetzt das Smartphone auch Dutzende von Geräten, deren Nutzung früher im Schul- und Berufsalltag völlig normal war. Telefon, Fax, Fotoapparat, Diktiergerät, Scanner, Dokumentenablage, Fachliteratur und vieles mehr sind heute in einem einzigen Gerät vereint. Wer es deshalb häufig benutzt, muss nicht zwangsläufig auch süchtig sein. Fragen wir doch mal den Chatbot, woran zu erkennen ist, ob bereits eine Handysucht besteht.

Hallo, ChatGPT, woran erkennt man, dass man süchtig nach seinem Smartphone ist?

ChatGPT 4:
Das Erkennen einer Smartphone-Sucht kann durch verschiedene Anzeichen und Symptome erfolgen. Hier sind einige häufige Indikatoren, die darauf hinweisen können, dass eine Person möglicherweise zu stark von ihrem Smartphone abhängig ist:

- **Übermäßige Nutzung:** Wenn die Nutzung des Smartphones deutlich zunimmt oder wenn man viel mehr Zeit am Smartphone verbringt, als man ursprünglich beabsichtigt hatte.

- **Unfähigkeit, sich zu trennen:** Schwierigkeiten, das Smartphone auch nur für kurze Zeit wegzulegen, oder Angstgefühle, wenn das Smartphone nicht in unmittelbarer Nähe ist.

- **Vernachlässigung anderer Aktivitäten:** Wenn die Nutzung des Smartphones dazu führt, dass andere wichtige Aktivitäten oder Verpflichtungen wie Arbeit, Schule oder persönliche Beziehungen vernachlässigt werden.

- **Auswirkungen auf die psychische Gesundheit:** Gefühle von Angst, Depression oder Reizbarkeit, wenn man nicht am Smartphone ist oder wenn die Nutzung eingeschränkt wird.

- **Verlust des Zeitgefühls:** Nicht zu realisieren, wie viel Zeit tatsächlich am Smartphone verbracht wird, kann ein Anzeichen für eine Abhängigkeit sein.

- **Schlafstörungen:** Schwierigkeiten beim Einschlafen oder Durchschlafen, weil man spät in die Nacht hinein am Smartphone aktiv ist.

- **Physische Beschwerden:** Nacken- oder Augenschmerzen, Kopfschmerzen oder andere physische Probleme, die durch die ständige Nutzung des Smartphones entstehen können.

- **Soziale Isolation:** Bevorzugung der Interaktion mit Freunden oder Familie über das Smartphone statt persönlicher Treffen, was zu sozialer Isolation führen kann.

- **Verteidigung der Nutzung:** Wenn man sich ertappt fühlt oder kritisiert wird wegen der Smartphone-Nutzung und daraufhin mit Verteidigung oder Leugnung reagiert.

- **Unfähigkeit zur Kontrolle:** Wiederholte erfolglose Versuche, die Nutzung des Smartphones zu reduzieren oder zu kontrollieren.

Wenn man eines oder mehrere dieser Anzeichen bei sich selbst oder bei jemand anderem erkennt, kann es hilfreich sein, professionelle Hilfe oder Beratung in Betracht zu ziehen, um Strategien zur Reduzierung der Smartphone-Nutzung zu entwickeln und ein gesünderes Gleichgewicht im digitalen Leben zu finden.

Diesem Rat des Chatbots kann ich mich nur anschließen. Der bewusste und verantwortungsvolle Umgang mit einem Smartphone zählt heute zu den wichtigsten Kompetenzen, wenn es darum geht, psychische Gesundheit wiederherzustellen beziehungsweise zu erhalten. Und das Gleiche gilt auch für den Mut, wieder mehr auf seinen Bauch zu hören – zum Beispiel wenn dieser sagt, dass eine bestimmte Form der Angsttherapie uns eher schadet als hilft.

Auslöser Nummer acht: Nicht erkannte oder falsch behandelte Angststörungen

Es ist kein Geheimnis, dass Menschen, die Jahre oder gar Jahrzehnte unter einer Angststörung leiden, im weiteren Verlauf auch eine Depression entwickeln. Auch deshalb arbeiten wir im Institut für moderne Psychotherapie seit mittlerweile zwölf Jahren daran, Angsterkrankungen so schnell und nachhaltig wie möglich zu behandeln. Wie weit wir auf diesem Weg schon gekommen sind, zeigen die vielen Dankesmails, die uns täglich aus der ganzen Welt erreichen. All unseren Patienten, Lesern und Nutzern unserer Videokurse dafür noch einmal ein ganz herzliches Dankeschön!

Dennoch gibt es immer wieder Kritiker, die behaupten, die Bernhardt-Methode sei nicht wissenschaftlich belegt. Doch dies stimmt so nicht, denn die einzelnen Bausteine sind sehr wohl durch Studien belegt.

Meine Frau und ich haben dafür über Jahre hinweg Hunderte von Studien ausgewertet, die sich mit der Behandlung und den Ursachen von Angsterkrankungen beschäftigen. Dabei stießen wir auf viele wertvolle Behandlungsansätze, verteilt über unterschiedlichste Therapierichtungen. Wir fanden aber auch viele Studien, in denen einzelne Teile gängiger Therapieformen kritisch hinterfragt wurden oder sogar geraten wurde, bestimmte Praktiken künftig zu unterlassen.

Dieses »Best of« aus Empfehlungen und Warnungen haben wir schließlich mit den neuesten Erkenntnissen der Hirnforschung abgeglichen und daraus nach und nach unsere eigene Methode entwickelt. Es ist richtig, dass es bis heute keine Universitätsstudie gibt, die die Bernhardt-Methode als Ganzes untersucht und bewertet hat. Aber es gibt zu jedem einzelnen Baustein, aus dem sie besteht, renommierte Studien, die belegen, dass wir nur die besten und wirksamsten Therapietools kombiniert haben. Da wir gleichzeitig auf vieles verzichten, was nach aktuellem Stand der Hirnforschung nicht mehr zeitgemäß ist, ist die Bernhardt-Methode ein Best of der wirksamsten Therapieschulen weltweit. Schauen wir uns dazu ein aktuelles Beispiel an.

Leitlinienbehandlung von Angststörungen

Die derzeit gültigen Leitlinien zur Behandlung von Angststörungen in Deutschland (Stand Juni 2024) empfehlen eine Kombination von Psychopharmaka und psychotherapeutischen Methoden, wie beispielsweise der kognitiven Verhaltenstherapie.

Es gibt jedoch gleich vier ernst zu nehmende Studien,[13] die darauf hinweisen, dass kognitive Verhaltenstherapie *ohne* zusätzlichen Einsatz von Medikamenten deutlich besser sein könnte als die bislang empfohlene Kombination beider Methoden. Vor allem, wenn man nicht nur den kurzfristigen Heilungsverlauf von Angstpatienten im Blick hat, sondern die Betroffenen über einen längeren Zeitraum beobachtet.

Zwar können Antidepressiva zu Beginn einer Behandlung dafür sorgen, dass eine Reduktion der Ängste schneller eintritt, doch der Preis dafür ist hoch. Denn offensichtlich machen es Psychopharmaka den Betroffenen nicht leichter, sondern schwerer, aus einer Therapie zu lernen und die erlernten Strategien auch nach der Therapie beizubehalten.

Konkret bedeutet das: Patienten, die ausschließlich mit kognitiver Verhaltenstherapie behandelt werden, fühlen sich nach Abschluss der Therapie besser und haben signifikant weniger Rückfälle als solche, die zusätzlich Psychopharmaka eingenommen haben. Die aktuell geltenden Leitlinien zur Behandlung von Angststörungen sorgen also höchstwahrscheinlich dafür, dass Betroffene im Laufe der Jahre eher mehr Angstsymptome entwickeln und es ihnen nach Absetzen der Medikation psychisch sogar schlechter geht als zuvor.

Auslöser Nummer neun: Schlafstörungen sowie falsche Schlafgewohnheiten

Ein wesentliches Diagnosekriterium für Depressionen sind Schlafstörungen. Doch was kam zuerst? Entwickeln Menschen mit einer Depression zwangsläufig eine Schlafstörung, oder haben die Betroffenen zuerst so lange schlecht geschlafen, bis daraus eine Depression wurde? Vermutlich stimmt beides, weswegen wir unseren KI-Therapeuten etwas später auch noch wegen Schlafstörungen zurate ziehen werden.

Von mir vorab nur so viel: Nicht selten basiert schlechter Schlaf auf nichts weiter als einer »ungünstigen Selbstprogrammierung«. Denn allein schon die Art, wie Sie über das Schlafen nachdenken, beeinflusst Ihr Schlafverhalten massiv. Wer ein paarmal schlecht geschlafen hat und sich dann den Kopf darüber zerbricht, warum er nicht mehr richtig schlafen kann, der neigt schnell zur Generalisierung der Situation. Aus »Ich habe jetzt ein paar Nächte lang schlecht geschlafen« wird dann »Ich kann nicht schlafen«.

Erinnern Sie sich an die vorangegangenen Kapitel dieses Buches, in denen bereits Thema war, welchen Einfluss Worte auf unsere psychische Gesundheit haben? Wenn »Ich kann nicht schlafen« zu Ihrem Glaubenssatz wird, dann sorgt Ihr Unterbewusstsein mehr und mehr dafür, dass Sie damit recht behalten. Zumal es ohnehin einen großen Unterschied zwischen der »empfundenen Schlaflosigkeit« gibt und der Zeit, die Sie wirklich schlafen. Messungen der Gehirnaktivität haben gezeigt, dass selbst Menschen mit schweren Schlafstörungen mehrere Stunden pro Nacht schlafen. Dass die Betroffenen das dennoch ganz anders empfinden, hat einen einfachen Grund: Wer unter Schlafproblemen leidet, schläft nicht weniger, sondern anders. Die Betroffenen haben mehr Leichtschlafphasen und kürzere Tiefschlafphasen, nach denen sie häufig kurz aufwachen. Die

Aufwachphasen werden dabei bewusst wahrgenommen und abgespeichert, während der Prozess des erneuten Einschlafens keine Markierung im Gehirn hinterlässt, an die sie sich morgens erinnern könnten.

Dadurch entsteht der falsche Eindruck, dass man so gut wie nicht geschlafen hätte. Das stimmt jedoch nicht, denn die Betroffenen haben sehr wohl geschlafen – nur eben nicht am Stück, sondern in vielen kleinen Etappen. Sie können das mit einer Autofahrt von Berlin nach München vergleichen. Ob Sie die 600 Kilometer nun in einem Stück durchfahren oder ob Sie alle halbe Stunde ein paar Minuten Pause machen, ändert nichts daran, dass Sie nach sechs bis acht Stunden in München ankommen.

Ähnlich ist es auch mit dem Schlaf. Wer durchschläft, ist in der Regel nach sechs bis sieben Stunden wieder so fit, dass er gut in den Tag starten kann. Wer immer wieder aufwacht, braucht eher acht oder neun Stunden, um genügend Energie für den Tag zu sammeln. Und wer sich jeden Morgen direkt nach dem Aufstehen »einredet«, er hätte nicht genug geschlafen, der sorgt allein schon durch diese selbsterfüllende Prophezeiung dafür, dass er tatsächlich den ganzen Tag über kraftlos und müde ist, obwohl er nachts eigentlich genügend Regenerationszeit hatte.

Auslöser Nummer zehn: Traumatische Erfahrungen und verdrängte Trauer

Trauer ist ein angeborener Anpassungsprozess an Verluste. Wird sie ignoriert oder heruntergespielt, kann das sowohl zu psychischen als auch körperlichen Krankheiten führen. Dabei beschränkt Trauer sich längst nicht nur auf den Tod eines Menschen. Auch der Verlust eines geliebten Haustiers oder die Trennung vom Partner und den gemeinsamen Kindern kann eine vergleichbare Trauerreaktion auslösen. Inwieweit ein Chatbot dabei unterstützen kann, die Zeit der Trauer besser zu überstehen, habe ich in Kapitel 7.2 für Sie getestet.

Doch nicht nur bei der Trauerbewältigung können Fehler geschehen, sondern auch bei der Verarbeitung traumatischer Erfahrungen. Werden sie verdrängt oder heruntergespielt, kann dies ebenfalls ernsthafte psychische Probleme verursachen. Doch Vorsicht: Wenn man zu viel oder in der falschen Art und Weise über ein Trauma spricht, kann das ebenfalls schädlich sein. Hier das richtige Maß sowie die passende Art der Gesprächsführung zu finden, ist entscheidend für die Wiederherstellung und den Erhalt der psychischen Gesundheit. Wenn das therapeutische Reden über ein traumatisches Ereignis mehr Zeit in Anspruch nimmt als die Planung neuer Ziele, dann läuft grundsätzlich etwas falsch. Denn nur wenn der Fokus wiederholt auf eine Zeit gelenkt wird, in der es dem Betroffenen wieder gut geht, kann das Gehirn negative neuronale Verbindungen abbauen und durch bessere ersetzen. Da das mit den neuen Zielen aber gerade nach extremen Erfahrungen nicht immer so einfach ist, finden Sie in Kapitel 7.3 noch eine Anleitung, wie ein Chatbot Sie auch hierbei unterstützen kann.

5.4 Den Chatbot auf die richtige Fährte locken

Bei den zehn zuvor aufgeführten Auslösern von Depressionen hat ein KI-Therapeut zumindest mit Stand Juni 2024 noch viele blinde Flecken. Deshalb liegt es an Ihnen, den Chatbot rechtzeitig auf die richtige Fährte zu locken. Sollte einer der zehn Punkte auf Sie zutreffen, dann lassen Sie es Ihren KI-Therapeuten wissen. Denn auch wenn er nicht von selbst auf die Idee kommt, danach zu fragen, so hat er dennoch für jedes dieser Themen ein paar gute Ratschläge parat. Hier noch einmal alle zehn Auslöser im Überblick:

- Negatives Denken und Zweckpessimismus
- Zu wenig BDNF-Proteine durch Bewegungsmangel
- Häufige Nebenwirkungen gängiger Medikamente (häufig durch zu viele verschiedene Medikamente, Stichwort Polypharmazie)
- Unerkannte Lebensmittelunverträglichkeiten
- Ein Mangel an Mineralstoffen, Spurenelementen oder Vitaminen
- Chronische Entzündungen
- Sucht nach sozialen Medien und/oder dem Smartphone
- Nicht erkannte oder falsch behandelte Angststörungen
- Schlafstörungen sowie falsche Schlafgewohnheiten
- Traumatische Erfahrungen und verdrängte Trauer

Nachdem Sie jetzt bereits gut darüber informiert sind, welche möglichen Auslöser von Depressionen im Rahmen einer Therapie berücksichtigt werden sollten, wenden wir uns den Angststörungen zu. Auch hier gibt es eine Vielzahl von blinden Flecken, die Sie kennen sollten, um den bestmöglichen Nutzen aus einer KI-Therapie ziehen zu können.

Kapitel 6: Ängste meistern mit KI

In meinem ersten Buch *Panikattacken und andere Angststörungen loswerden* habe ich bereits 2016 eine Reihe von Möglichkeiten zur Angstbehandlung zusammengefasst, die weit über das hinausgehen, was für gewöhnlich in Therapien stattfindet. Dass das Buch ein weltweiter Erfolg werden und in mittlerweile 25 Sprachen verfügbar sein würde, hätte ich damals nicht zu träumen gewagt.

Vor allem die vielen dankbaren Zuschriften von Leserinnen und Lesern aus der ganzen Welt haben meine Frau und mich darin bestärkt, unsere Erkenntnisse mit anderen Berufskollegen zu teilen und unser Weiterbildungsangebot im Institut entsprechend aufzustocken. Das stieß jedoch nicht nur auf positive Resonanz. Skeptiker fühlten sich berufen, darauf hinzuweisen, dass die Erfolge, die Angstpatienten mit der Bernhardt-Methode weltweit erzielen, einzig und allein auf einen Placeboeffekt zurückzuführen wären.

Es steht Ihnen natürlich frei, sich dieser Meinung anzuschließen. Ich persönlich vertraue jedoch lieber den vielen Therapeutinnen und Therapeuten, die bei uns am Institut bereits eine Weiterbildung absolviert haben. Darunter befinden sich neben Heilpraktikern für Psychotherapie auch viele Psychiater und Psychotherapeuten mit jahrzehntelanger Berufserfahrung. Obwohl viele zunächst skeptisch waren, benötigen diese Kollegen nun deutlich weniger Zeit, um Menschen selbst von schweren Angststörungen zu befreien. Zudem hat sich die Rückfallquote der so behandelten Patienten mehr als halbiert.

Doch bevor wir darauf eingehen, wie auch Sie eine KI-geführte Angsttherapie deutlich besser machen können, schauen wir zunächst einmal, wie sich der Chatbot schlägt, wenn er nur auf das klassische Wissen eines Psychotherapeuten zurückgreifen kann.

6.1 Mit KI gegen Prüfungsangst vorgehen

Max ist ein 28-jähriger Student, der sich gerade auf sein Zweites Staatsexamen in Jura vorbereitet. Außerhalb der Uni ist er ein begeisterter Radfahrer und nutzt den Radsport auch als Ausgleich zum Studium.

Trotz seiner hohen Intelligenz und seines Engagements stößt Max auf ein wiederkehrendes Hindernis, das seine akademische Laufbahn überschattet: Prüfungsangst. Schon Tage vor einer Prüfung zeigen sich Symptome wie Schlaflosigkeit, Unruhe oder Herzrasen. Obwohl er sich immer gründlich vorbereitet und den Stoff beherrscht, fühlt er sich in Prüfungssituationen oft blockiert, so als wäre sein Verstand plötzlich leer. Diese Erfahrung hat zu Unsicherheit bezüglich seiner Fähigkeiten und Zukunftsaussichten geführt.

Max ist sich der Diskrepanz zwischen seiner Vorbereitung und seiner Prüfungsleistung schmerzlich bewusst. Er hat bereits verschiedene Techniken ausprobiert, um seine Prüfungsangst zu überwinden, von Meditation bis hin zu Studiengruppen, aber bisher ohne großen Erfolg. Seine Angst vor dem Versagen in Prüfungen hat begonnen, sein Selbstvertrauen und sein allgemeines Wohlbefinden zu beeinträchtigen.

In einem Moment der Verzweiflung und auf der Suche nach alternativen Lösungen wendet sich Max an ChatGPT. Er hofft, neue Strategien zur Bewältigung seiner Prüfungsangst zu entdecken, die praktisch umsetzbar sind und ihm helfen können, sein volles Potenzial zu entfalten, ohne dass seine Angst ein ständiges Hindernis darstellt.

Max wählt im Menü von ChatGPT 4 die Rubrik »GPTs erkunden« und gibt den Begriff »Anxiety«, also das englische Wort für Angst ein. Ganz oben in der Liste erscheint der »Anxiety Coach«. Da dieser Custom GPT sehr gut von anderen Nutzern bewertet wurde, wagt auch Max einen Test damit.

Hallo, ich heiße Max und stehe kurz vor dem Zweiten Staatsexamen in Jura. Leider wird meine Prüfungsangst immer schlimmer. Das führt dazu, dass ich regelrechte Blackouts habe, obwohl ich den Prüfungsstoff eigentlich beherrsche. Kannst du mir helfen, meine Prüfungsangst zu überwinden? Bitte arbeite mit mir wie ein einfühlsamer Therapeut und stell mir in jeder deiner Antworten bitte immer nur eine Frage oder Aufgabe.

Custom GPT:
Hallo, Max, es ist mutig und ein wichtiger Schritt, dass du dir Hilfe suchst, um deine Prüfungsangst zu überwinden. Ich bin hier, um dich durch diesen Prozess zu begleiten. Fangen wir mit etwas Grundlegendem an: Kannst du mir beschreiben, wie sich deine Angst körperlich und emotional manifestiert, sobald du an deine bevorstehenden Prüfungen denkst?

Max:
Sobald ich an die Prüfungen denke, ist es, als würde mein ganzer Körper in Alarmbereitschaft versetzt. Mein Herz fängt an zu rasen, und ich bekomme kaum Luft, als ob jemand meine Brust zusammendrücken würde. Meine Hände werden klamm und zittrig, und manchmal spüre ich dieses unangenehme Kribbeln in meinen Fingern. Ich fühle mich überwältigt, fast gelähmt vor Sorge, dass ich versagen könnte. Ständig kommen negative Gedanken wie eine Stimme im Kopf, die sagt, dass ich es nicht schaffen werde und all die harte Arbeit

umsonst war. Diese Angst lähmt mich, lässt mich zweifeln, ob ich wirklich alles beherrsche, was ich gelernt habe. Es ist, als würde ich in einem dunklen Tunnel stecken, ohne einen Ausweg zu sehen.

Custom GPT:
Max, es klingt, als erlebtest du eine starke körperliche und emotionale Reaktion, die typisch für Prüfungsangst ist. Diese Reaktionen sind Teil der »Kampf oder Flucht«-Reaktion deines Körpers, die aktiviert wird, wenn dein Gehirn eine Bedrohung wahrnimmt – in deinem Fall die Bedrohung durch die Möglichkeit des Versagens bei den Prüfungen. Es ist wichtig, dass wir anerkennen, dass diese Reaktionen natürlich sind, aber gleichzeitig können wir Strategien entwickeln, um sie zu managen.

Als ersten Schritt in Richtung des Managements deiner Angst lass uns eine Technik zur Erdung und Zentrierung ausprobieren, um deine akute Angst zu reduzieren. Dies kann dir helfen, dich wieder in deinem Körper sicher zu fühlen und deine Gedanken zu beruhigen.

Aufgabe: Probier die 5–4 – 3–2 – 1-Technik aus. Nimm dir einen Moment Zeit, setz dich bequem hin, und wenn du bereit bist, folge diesen Schritten: Nenn fünf Dinge, die du sehen kannst. Schau dich in deiner Umgebung um und beschreibe fünf Gegenstände, die du sehen kannst.

1. Nenn vier Dinge, die du fühlen kannst. Dies kann alles sein, von der Textur deines Kleidungsstücks bis zum Gefühl des Bodens unter deinen Füßen.
2. Nenn drei Dinge, die du hören kannst. Konzentriere dich auf die Geräusche in deiner Umgebung. Vielleicht ist es das

Brummen eines Computers oder das Zwitschern eines Vogels draußen.
3. Nenn zwei Dinge, die du riechen kannst. Wenn du nichts riechen kannst, denk an zwei deiner Lieblingsdüfte.
4. Nenn ein Ding, das du schmecken kannst. Dies kann ein Nachgeschmack von dem sein, was du zuletzt gegessen oder getrunken hast, oder einfach der Geschmack deines Mundes.

Diese Übung hilft dir, dich in der Gegenwart zu verankern und deine Aufmerksamkeit von den angstauslösenden Gedanken wegzulenken. Wenn du fertig bist, erzähl mir bitte, wie du dich fühlst und ob du eine Veränderung in deinem Angstniveau bemerkt hast.

Max:
So was Ähnliches habe ich schon versucht. Doch so richtig hilft das auch nicht weiter. Die Angst kommt ja immer nur bei einer wichtigen Prüfung. In solchen Momenten muss ich 100 Prozent anwesend und frei im Kopf sein und habe auch keine Zeit, mich die ganze Zeit mit irgendetwas abzulenken.

Custom GPT:
Das klingt nachvollziehbar, Max. Wenn die Angst besonders in Momenten auftritt, in denen du volle Konzentration brauchst, müssen wir an Strategien arbeiten, die speziell darauf abzielen, in diesen kritischen Momenten hilfreich zu sein. Eine Methode, die effektiv sein kann, ist das Erlernen und Üben von Techniken zur kognitiven Umstrukturierung. Diese Techniken helfen dir, deine Gedankenmuster zu erkennen und zu verändern, die zur Angst beitragen, besonders die Stimme in deinem Kopf, die dir sagt, dass du nicht erfolgreich sein wirst.

Eine grundlegende Technik hierfür ist das Herausfordern von angstauslösenden Gedanken durch Fragen, die dir helfen, die Realität dieser Gedanken zu bewerten und sie durch realistischere und hilfreichere zu ersetzen.

Aufgabe: Schreib einen Gedanken auf, der oft auftaucht, wenn du dich ängstlich fühlst wegen der Prüfung. Zum Beispiel: »Ich werde bei der Prüfung versagen.«

Dann stell dir selbst die folgenden Fragen zu diesem Gedanken:

1. Beweise: Gibt es konkrete Beweise, die diesen Gedanken unterstützen? Sind da auch Gegenbeweise?
2. Alternative: Gibt es eine positive oder neutralere Möglichkeit, die Situation zu betrachten?
3. Nützlichkeit: Hilft mir dieser Gedanke auf irgendeine Weise? Ist er nützlich für meine Vorbereitung oder meine Leistung?
4. Perspektive: Würde ich einem Freund denselben Rat geben, wenn er denselben Gedanken hätte? Was würde ich ihm stattdessen sagen?

Diese Übung hilft dir, deine automatischen Gedanken zu erkennen, zu hinterfragen und zu ändern. Probiere es aus und teil mir mit, welcher Gedanke dir in den Sinn kommt und was du bei der Beantwortung der Fragen herausfindest.

Max:
Bitte immer nur ein Punkt nach dem anderen.

Custom GPT:
Verstanden, Max. Lass uns den Prozess vereinfachen und einen Schritt nach dem anderen nehmen.

Erster Schritt: Identifiziere einen spezifischen Gedanken, der auftaucht, wenn du dich wegen der Prüfung ängstlich fühlst. Zum Beispiel könntest du denken: »Ich werde bei der Prüfung versagen.«
Kannst du einen spezifischen angstauslösenden Gedanken nennen, der dir oft durch den Kopf geht?

Max:
Es ist egal, wie viel ich lerne. Wenn es darauf ankommt, fällt mir nichts mehr davon ein.

Custom GPT:
Danke fürs Teilen, Max. Der Gedanke »Es ist egal, wie viel ich lerne. Wenn es darauf ankommt, fällt mir nichts mehr davon ein« kann wirklich belastend sein. Lass uns diesen Gedanken genauer untersuchen.

Zweiter Schritt: Beweise
Jetzt, wo du diesen spezifischen Gedanken identifiziert hast, frag dich: Gibt es konkrete Beweise, die diesen Gedanken unterstützen? Hast du Erfahrungen gemacht, bei denen du tatsächlich alles vergessen hast, was du gelernt hast, oder gibt es auch Momente, in denen du dich an gelernte Informationen erinnern konntest?

Versuch, beide Seiten zu betrachten – die Beweise, die für den Gedanken sprechen, und die, die dagegensprechen.

Max:
Ehrlich gesagt kam es schon ein paarmal vor, dass ich in Testsituationen nicht alles abrufen konnte, was ich gelernt hatte. Diese Momente haben mir echt Angst gemacht, und die Erinnerung daran verstärkt die ängstlichen Gedanken. Aber wenn

ich so darüber nachdenke, gab es auch Zeiten, wo ich trotz blanker Nerven ziemlich gut abgeschnitten habe. Es ist also nicht so, dass ich jedes Mal einen Blackout habe. Ich erinnere mich an eine Prüfung, da war ich supernervös, aber sobald ich angefangen hatte, kamen die Antworten doch irgendwie. Und dann gab es eine andere Situation, wo ich wirklich dachte, ich hätte alles drauf, aber unter Druck fiel mir kaum was ein.

Custom GPT:
Diese Reflexion ist sehr wertvoll, Max. Es zeigt, dass deine Erfahrungen gemischt sind – es gab Zeiten, in denen der Druck zu Gedächtnisblockaden geführt hat, aber ebenso Momente, in denen du trotz Nervosität gut abgeschnitten hast. Dies untergräbt bereits den absoluten Charakter des ursprünglichen Gedankens, dass es »egal ist, wie viel ich lerne«, weil es offensichtlich Situationen gab, in denen dein Lernen und deine Vorbereitung erfolgreich waren.

Dritter Schritt: Alternative
Da wir nun gesehen haben, dass der Gedanke nicht absolut zutrifft, lass uns über eine alternative, realistischere Betrachtungsweise nachdenken.

Könnte es eine positivere oder neutralere Art geben, die Situation zu betrachten? Zum Beispiel statt zu denken: »Es ist egal, wie viel ich lerne. Wenn es darauf ankommt, fällt mir nichts mehr davon ein«, könntest du vielleicht überlegen: »Es gab Situationen, in denen ich unter Druck gut abschneiden konnte. Manchmal habe ich Schwierigkeiten, mich an alles zu erinnern, aber ich habe auch bewiesen, dass ich das Wissen abrufen kann, wenn es darauf ankommt.«

Wie klingt das für dich? Gibt es eine alternative Perspektive, die du für diesen Gedanken finden kannst?

Max:
Das ist schon ein interessanter Gedanke. Ich gebe zu, es gab tatsächlich Situationen, in denen ich trotz Druck zurechtkam. Vielleicht habe ich diese Erfolge ein bisschen zu schnell beiseitegeschoben und mich zu sehr auf die negativen Erlebnisse konzentriert. Klar, es ist nicht immer alles glattgelaufen, und ich kann nicht garantieren, dass es in Zukunft immer klappen wird. Aber es stimmt schon, dass ich auch Momente hatte, in denen ich zeigen konnte, was ich draufhabe. Diese andere Sichtweise komplett anzunehmen, fällt mir schwer, aber ich sehe ein, dass es vielleicht nicht ganz so schlimm und aussichtslos ist, wie ich manchmal denke. Vielleicht sollte ich versuchen, ein bisschen mehr Vertrauen in meine Fähigkeiten zu haben. Das ist aber echt leichter gesagt als getan!

Custom GPT:
Max, es ist schon ein großer Fortschritt, dass du dich für diese alternative Sichtweise öffnen kannst. Es ist völlig normal, dass es Zeit braucht, bis solche neuen Perspektiven sich vollständig setzen und vertraut anfühlen. Der Prozess, Vertrauen in deine Fähigkeiten zu haben, besonders unter Druck, ist ein schrittweiser Vorgang. Es ist wichtig, sich daran zu erinnern, dass jeder kleine Schritt in die richtige Richtung zählt.

Deine Bereitschaft, die positiven Erfahrungen zu erkennen und anzuerkennen, dass sie genauso real und bedeutend sind wie die negativen, ist ein wichtiger Teil dieses Prozesses. Das hilft dir, ein ausgeglicheneres Bild deiner Fähigkeiten und deiner Vorbereitung zu entwickeln.

Nächster Schritt: Nützlichkeit

Nun, da wir eine alternative Betrachtungsweise erkundet haben, lass uns den nächsten Schritt machen. Frag dich, wie nützlich der ursprüngliche Gedanke (»Es ist egal, wie viel ich lerne, wenn es darauf ankommt, fällt mir nichts mehr davon ein«) für dich ist. Hilft er dir in irgendeiner Weise? Unterstützt er dich dabei, deine Ziele zu erreichen, oder steht er dir eher im Weg?

Diese Frage zu beantworten, kann dir helfen zu entscheiden, wie viel Aufmerksamkeit und Energie du diesem Gedanken in Zukunft geben möchtest.

Max:
Ehrlich gesagt hat mir dieser Gedanke noch nie etwas Gutes gebracht. Er macht mir nur Stress und blockiert mich. Statt mir zu helfen, hält er mich eher davon ab, mein Bestes zu geben. Vielleicht sollte ich versuchen, ihn loszulassen und positiver zu denken, auch wenn das nicht so einfach ist.

Custom GPT:
Deine Einsicht, dass dieser Gedanke mehr schadet als nützt, ist ein wichtiger Schritt vorwärts, Max. Es ist eine mutige und kraftvolle Entscheidung, zu erkennen, dass bestimmte Gedankenmuster dir nicht dienen, und die Absicht zu setzen, sie loszulassen. Das Loslassen negativer oder hinderlicher Gedanken ist tatsächlich nicht einfach und erfordert Übung sowie Geduld mit dir selbst.

Nächster Schritt: Positive Gedanken üben

Um diesen Prozess zu unterstützen, könnten wir mit einer Übung beginnen, die dir hilft, positive und unterstützende Gedanken zu stärken. Dies kann dazu beitragen, dein Selbstvertrauen zu steigern und dich weniger anfällig für Angst zu machen.

Aufgabe: Erstelle eine Liste mit drei positiven Affirmationen, die auf deine Fähigkeiten und Erfolge Bezug nehmen. Sie sollten relevant für deine Situation sein und dich daran erinnern, dass du in der Lage bist, Herausforderungen zu meistern. Zum Beispiel:

1. »Ich habe schon früher schwierige Prüfungen gemeistert, ich kann es wieder tun.«
2. »Ich bin gut vorbereitet und kann auf mein Wissen vertrauen.«
3. »Jeder Moment des Zweifels ist eine Chance, an mich zu glauben.«

Wiederhole diese Affirmationen jeden Tag, besonders in Momenten, in denen du dich ängstlich oder unsicher fühlst. Sie dienen als Erinnerungen an deine Stärke und Fähigkeit, durch herausfordernde Zeiten zu navigieren.

Magst du versuchen, ein paar positive Affirmationen für dich zu formulieren?

Max:
Deine Formulierungen passen sehr gut für mich, die werde ich so übernehmen. Die nächste Prüfung steht in zehn Tagen an. Bis dahin werde ich intensiv mit diesen Sätzen arbeiten und dann berichten, wie es mir damit ergangen ist.

Wir unterbrechen den Chat an dieser Stelle und schauen uns den Gesprächsverlauf etwas genauer an. Die Methoden, mit denen der Chatbot Max helfen will, seine Prüfungsangst zu überwinden, stammen weitgehend aus der kognitiven Verhaltenstherapie. Das wäre auch meine Wahl gewesen, denn diese Tools haben sich bei Angststörungen schon vielfach bewährt. Vor allem die kognitive Umstrukturierung kann dabei helfen, sich negativer innerer Dialoge bewusst zu werden und diese anschließend so zu verändern, dass Ängste mehr und mehr verschwinden.

Besonders gut hat mir gefallen, wie der Chatbot souverän die Generalisierung in einer von Max' Antworten erkannt und aufgelöst hat. Konkret ging es um den Satz: »Es ist egal, wie viel ich lerne. Wenn es darauf ankommt, fällt mir nichts mehr davon ein.« Nachdem die KI Max überzeugen konnte, dass dieser Gedanke so keinesfalls der Wahrheit entspricht, entwickelte sie eine Alternative, die wie folgt lautete: »Es gab Situationen, in denen ich unter Druck gut abschneiden konnte. Manchmal habe ich Schwierigkeiten, mich an alles zu erinnern, aber ich habe auch bewiesen, dass ich das Wissen abrufen kann, wenn es darauf ankommt.« Besser hätte auch ein realer Therapeut das nicht formulieren können.

Angsttherapie mit KI – der erste Eindruck

Das Ergebnis, das der »Anxiety Coach« hier abliefert, ist durchaus beeindruckend. Zwar muss auch er noch einmal darauf hingewiesen werden, dass er immer nur einen Punkt nach dem anderen thematisieren soll, doch ansonsten ist die Gesprächsführung makellos.

Wenn man jetzt noch bedenkt, dass der »Anxiety Coach« nur einer von vielen Custom GPTs ist und täglich neue dazukommen, dann ist es im Zweifel noch eine Frage von Stunden, bis auch Sie den KI-Therapeuten gefunden haben, der wirklich zu Ihnen passt. Schneller geht es übrigens, wenn Sie Ihre Suchanfrage auf Englisch formulieren. Es macht einen gewaltigen Unterschied, ob Sie beispielsweise »Panikattacke« eingeben oder »panic attack«. Während beim deutschen Begriff zumindest mit Stand Juni 2024 noch kein spezialisierter Wissensbot angeboten wird, erscheinen auf die englische Anfrage hin gleich 14 verschiedene.

Ist die Entscheidung für einen davon gefallen, kann man im weiteren Verlauf wieder in seiner Muttersprache kommunizieren – zumindest, wenn es sich um eine der Sprachen handelt, die ChatGPT gut oder sogar sehr gut beherrscht. Zurzeit sind das: Englisch, Spanisch, Französisch und Deutsch.

Nicht ganz so brillante, aber immer noch gute Ergebnisse liefert die KI auf Italienisch, Portugiesisch, Niederländisch und Russisch. Und selbst Chinesisch, Japanisch, Koreanisch und Arabisch versteht und spricht ChatGPT, wenngleich hier qualitativ noch Abstriche zu machen sind.

Achten Sie sowohl auf Ihre Grenzen als auch auf die einer KI

So erstaunlich die bislang vorgestellten Ergebnisse einer KI-Therapie auch sein mögen, vergessen Sie bitte dennoch nie, dass es sich in all diesen Fällen um eine Selbsttherapie handelt. Das heißt, Sie handeln eigenverantwortlich. Sollte Ihnen die Arbeit mit einem Chatbot keine deutliche Erleichterung verschaffen, zögern Sie nicht, einen Arzt oder Therapeuten aufzusuchen.

Eigenverantwortung bedeutet zudem, kritisch zu bleiben und nicht jeden Vorschlag einer KI sofort umzusetzen. Das Internet ist voll Tipps und Tricks, was man angeblich alles gegen Ängste unternehmen kann, doch nicht alles davon ist zeitgemäß. Ein Chatbot hält vor allem das für richtig und gut, was in vielen unterschiedlichen Quellen wiederholt zu finden ist. Da es aber in der Natur der Sache liegt, dass neuere Therapieansätze hier noch nicht so häufig vertreten sind, wenngleich sie oft deutlich bessere Ergebnisse erzielen, liegt es an Ihnen, Ihren KI-Therapeuten gezielt auf die Methoden aufmerksam zu machen, mit denen Sie arbeiten möchten. Hierzu ein weiteres Beispiel.

6.2 Negative Gedanken binnen Sekunden stoppen

Carla kommt seit Tagen nicht mehr zur Ruhe. Ihr Gedankenkarussell kreist in einer Tour, wodurch sie mittlerweile schon drei Nächte in Folge kaum geschlafen hat.

Auf unserer Website www.panikattacken-loswerden.de hat sie einen Blogartikel gefunden, in dem eine einfache Methode beschrieben wird, um kreisende Gedanken wirkungsvoll und ohne Medikamente zu stoppen. Carla würde diese Methode gerne testen, ist aber durch den Schlafmangel so erschöpft, dass es ihr schwerfällt, den Artikel aufmerksam durchzulesen. Deshalb bittet sie ChatGPT um Unterstützung.

Carla:
Hallo, ChatGPT, ich möchte, dass du mir dabei hilfst, mein Gedankenkarussell zu stoppen. Ich habe dazu eine Technik im Internet gefunden, bei der man einfach nur die Drehrichtung seiner Gedanken umdrehen soll. Bitte lies dir folgenden Artikel durch und hilf mir dabei, die Methode anzuwenden: www.panikattacken-loswerden.de/gedankenkarussell-so-stoppen-sie-kreisende-gedanken-binnen-sekunden/.

Nachdem Carla eine Antwort von ChatGPT erhalten hat, drückt sie auf das Lautsprechersymbol, um sich den Text vorlesen zu lassen.

ChatGPT 4:
Die Methode, die im Artikel beschrieben wird, um das Gedankenkarussell zu stoppen, basiert darauf, sich bewusst zu machen, in welche Richtung die Gedanken »drehen«, und sich dann vorzustellen, dass diese Drehung sich umkehrt. Der Fokus liegt dabei nicht auf dem Inhalt der Gedanken, sondern ausschließlich auf der geänderten Drehrichtung. Diese einfache Technik soll innerhalb weniger Sekunden helfen, das Gedankenkarussell zum Stillstand zu bringen, indem man sich intensiv auf die entgegengesetzte Drehrichtung konzentriert. Weitere Details und Anwendungen dieser Methode findest du direkt auf der Website.

Carla:
Kannst du mir durch diesen Prozess helfen?

ChatGPT 4:
Um die Methode zur Umkehrung der Gedankenrichtung anzuwenden, beginn damit, dir bewusst zu machen, wie sich dein Gedankenkarussell »dreht«. Stell dir dann intensiv vor, wie diese Drehung sich umkehrt. Konzentriere dich nur auf das Gefühl der umgekehrten Bewegung, ohne auf den Inhalt der Gedanken zu achten. Diese Fokussierung hilft, die Gedanken zum Stillstand zu bringen. Für eine detaillierte Anleitung und weitere Tipps besuch bitte den Artikel direkt.

Carla:
Okay, mein Gedankenkarussell dreht sich linksherum. Ich habe mir gerade vorgestellt, in meinem Kopf dreht sich stattdessen alles rechtsherum. Das hat seltsamerweise dazu geführt, dass ich schon nach wenigen Sekunden deutlich ruhiger wurde und auch keine komischen Gedanken mehr auftraten.

ChatGPT 4:
Das ist fantastisch zu hören! Es ist wirklich beeindruckend, wie eine einfache Technik wie die bewusste Umkehr der Gedankenrichtung so schnell zu Ruhe und Klarheit führen kann. Wenn du diese Methode weiterhin anwendest, könnte sie dir dabei helfen, in Momenten des Grübelns oder der Unruhe effektiv eine Pause einzulegen. Denk daran, dass Übung dabei hilft, die Effektivität solcher Techniken zu steigern. Falls du weitere Techniken oder Unterstützung benötigst, stehe ich dir gerne zur Verfügung.

6.3 Hartnäckig bleiben, wenn eine KI wortkarg wird

Je weniger Wissensquellen einem Chatbot zur Verfügung stehen, desto wortkarger wird er. Bittet man ihn, auf Basis einzelner Internet-Quellen zu arbeiten, deren Inhalt nicht Teil seiner bisherigen Trainingsdaten war, agiert er zudem überaus vorsichtig. Deshalb rät er auch Carla wiederholt, selbst den Text zu studieren, auf den sie ihn aufmerksam gemacht hat. Ignoriert man diesen Tipp jedoch und fragt einfach weiter, ist ChatGPT zwar etwas wortkarger als sonst, hilft einem aber dennoch weiter.

Für Hilfesuchende bedeutet das: Wenn sie einem KI-Therapeuten die freie Wahl lassen, mit welcher Methode er ihnen helfen soll, dann ist die Wahrscheinlichkeit groß, dass seine Ansätze weitestgehend denen eines klassisch geschulten Therapeuten entsprechen. Fragen sie während des Gesprächsverlaufs dann noch konkret nach den Punkten, die in den Kapiteln 4.3, 5.3 und 6.5 aufgeführt sind, kann die Hilfe eines Chatbots mitunter sogar deutlich weitreichender sein als die eines Psychotherapeuten. Das geschieht immer dann, wenn neben psychotherapeutischem Wissen auch Expertise aus anderen Bereichen benötigt wird, wie etwa den Neurowissenschaften oder dem Coaching-Bereich.

Wer hingegen ein Gespräch wünscht, bei dem neueste Therapieansätze zur Anwendung kommen – zum Beispiel, weil er oder sie mit Standardtherapien bislang nicht weitergekommen ist –, wird es schwerer haben, einer KI ein hilfreiches Gespräch zu entlocken.

Zwar ist es mithilfe konkreter Quellenangaben möglich, zumindest einen Überblick zu bekommen, welche Methoden noch zur Verfügung stehen. Doch echte Methodenkompetenz findet sich in solchen Fällen bislang nur bei Menschen, die sich entsprechend weitergebildet haben.

Auf dem Laufenden bleiben

Die Geschwindigkeit, mit der sich sämtliche KI-Modelle weiterentwickeln und immer neue dazukommen, ist atemberaubend. Deshalb lautet mein Tipp: Beanspruchen Sie die Hilfe von künstlicher Intelligenz regelmäßig, um auf dem Laufenden zu bleiben. Noch ist es nötig, einem Chatbot ab und an auf die Sprünge zu helfen und nachzuhaken, wenn er zu sehr um den heißen Brei herumredet. Doch auch das ist mit Sicherheit nur eine Phase.

Bedenken Sie bitte auch, dass eine KI kein Gefühl dafür hat, wie weit sie gehen kann oder sogar gehen muss, bevor Sie bereit sind, eine vielleicht längst überfällige Veränderung anzugehen. Denn um nichts anderes geht es häufig in einer Psychotherapie. In unseren Weiterbildungen sage ich deshalb häufig:

Angst ist immer auch die Angst vor Veränderung. Und es gibt nur zwei Motivatoren, mit denen man Menschen zu einer Veränderung bewegen kann: große Ziele oder große Schmerzen.

Doch woran soll eine KI erkennen, wann eines von beidem gegeben ist? Noch ist die Technik nicht so ausgereift, dass sie über Mimik, Gestik und Körpersprache zuverlässig ihr Gegenüber analysieren könnte, auch wenn dieses Ziel mit ChatGPT 4o gerade in greifbare Nähe gerückt ist. Doch selbst wenn diese Entwicklungsstufe der künstlichen Intelligenz erreicht ist, wird es immer noch einen Punkt geben, bei dem menschliche Therapeuten einem Chatbot überlegen sind. Konkret geht es um all die Dinge, die ein Betroffener *nicht* sagt.

6.4 Reden ist Silber, Schweigen ist Gold

Auch wenn es im ersten Moment irritierend klingen mag, für einen erfahrenen Therapeuten sind die wirklich aufschlussreichen Dinge oft nicht die, die ein Hilfesuchender sagt oder schreibt. Es sind die Dinge, die er *nicht* sagt. Ich spreche von all jenen wichtigen Details, die aus Scham, Schuld oder sonstigen Gründen verheimlicht werden und nur zwischen den Zeilen durchschimmern.

Sätze wie die nachfolgenden werden Sie von einer KI, zumindest in absehbarer Zeit, nicht zu hören bekommen: »Als Sie gerade über Ihren Mann gesprochen haben, meine ich, kleine Anzeichen von Trauer und Wut wahrgenommen zu haben. Liege ich da richtig?« Eine solche Herangehensweise ermöglicht es, mit Betroffenen über Dinge zu reden, die sie vielleicht nie von selbst angesprochen hätten. Solche Themen können für den Genesungsprozess jedoch sehr wichtig sein.

Übrigens ist nicht nur das Schweigen eines Klienten im therapeutischen Prozess wichtig. Auch Therapeuten tun dies manchmal während einer Sitzung. Die Stille dient dann allerdings nicht dazu, Zeit zu gewinnen oder etwas zu verschweigen. Es ist vielmehr eine nonverbale Methode, die Klienten dazu anregen soll, sich selbst zu hinterfragen und weiter zu öffnen. Dass ChatGPT nicht antwortet, werden Sie hingegen nur erleben, wenn die Internetverbindung zusammengebrochen ist. Und was ein Chatbot bislang auch noch nicht kann, ist das Schweigen mit hochgezogenen Augenbrauen zu unterstreichen.

Von Mikroexpressionen und Ankern

Gut ausgebildete Therapeuten können auf eine Vielzahl von Techniken und Informationen zurückgreifen, die einer KI bislang noch nicht zur Verfügung stehen. Ein Beispiel dafür ist das Lesen von Mikroexpressionen. Menschen, die diesbezüglich geschult sind, können an kleinsten Gesichtsregungen, die oft nur ein Fünfundzwanzigstel einer Sekunde dauern, erkennen, ob jemand gerade Trauer, Freude, Ekel, Angst, Überraschung, Wut oder Verachtung empfindet. »Ist das so?«, lautet dementsprechend die Frage, wenn Therapeuten deutliche Widersprüche zwischen der Mikromimik eines Patienten und dessen Worten registrieren. Eine KI würde diese Frage zumindest Stand heute nicht stellen, da ihr noch die Fähigkeit fehlt, derart feine Nuancen in der Mimik richtig zu deuten.

Ein weiteres therapeutisches Werkzeug, das nur Menschen beherrschen, ist das gezielte Einsetzen sogenannter Anker. Erfahrene Therapeuten verwenden diese Technik, um bei ihren Patienten gute Gefühle wie Stärke oder Mut neuronal mit bestimmten Wörtern, Gesten oder Berührungen zu verknüpfen. Wird so ein Anker sauber »gesetzt«, kann sowohl der Therapeut als auch der Patienten diesen später nutzen, um schlechte Gefühle binnen Sekunden zu neutralisieren.

Unser Therapeutenteam nutzt Anker überdies häufig, um Sitzungen humorvoller zu gestalten. Wenn es im Rahmen einer Therapie gelingt, dass Betroffene über ihre Ängste wiederholt herzhaft lachen können, hat dies nämlich einen wesentlich langfristigeren Effekt, als viele sich vorstellen können.

Doch zurück zur KI-Therapie. Während bei menschlichen Therapeuten auch ein wenig Glück dazugehört, bei wem Sie landen, gestalten Sie Ihren KI-Therapeuten mehr oder weniger selbst. Das führt zu einer interessanten Frage: Wem gegenüber öffnet man sich eher? Einer anonymen Maschine, auf die man jederzeit Einfluss hat, oder einem empathischen Menschen, der in der Lage ist, selbst feinste Nuancen zu erkennen und entsprechend nachzuhaken? Erste Studien zu diesem Thema lassen vermuten, dass die Hemmschwelle gegenüber einem KI-Therapeuten tatsächlich niedriger sein könnte, unangenehme Dinge anzusprechen, was dann wieder ein Punkt für die KI wäre.

6.5 Checkliste: Zehn Ursachen für Angststörungen, auf die Sie Ihren Chatbot hinweisen sollten

Den größten Einfluss darauf, wie gut eine Therapie letztlich verläuft, haben Sie selbst. Je besser Sie darüber informiert sind, was alles ursächlich zu Angststörungen, Depressionen oder Burnout führen kann, umso besser werden Ihre Fragen sein. Und das steigert maßgeblich die Qualität Ihrer Therapie, egal ob sie von einem Menschen oder einer Maschine durchgeführt wird. Kommen wir deshalb zu zehn möglichen Ursachen einer Angststörung, die eine KI von selbst nie ins Spiel bringen würde und die auch von menschlichen Therapeuten gelegentlich übersehen werden.

Ursache Nummer eins: Missachtete Warnsignale

Nach allen Erfahrungen, die ich seit 2013 in meiner Praxisarbeit machen durfte, sind verdrängte oder missachtete Warnsignale die Hauptursache für das erstmalige Auftreten einer Panikattacke. Eine vereinzelte Angstattacke ist jedoch noch längst keine Angsterkrankung. Vielmehr handelt es sich dabei um einen Liebesdienst unserer Psyche: Diese will uns mit Nachdruck darauf aufmerksam machen, dass irgendetwas in unserem Leben uns schadet und dringend verändert werden müsste.

Das können zum Beispiel schädliche Substanzen sein, die wir eingenommen haben, eine toxische Beziehung, aus der wir uns dringend befreien müssen, oder auch etwas eigentlich Harmloses wie das Roemheld-Syndrom, auf das wir später noch eingehen werden. In der Regel haben wir für all diese Dinge jedoch schon mehrfach psychische oder körperliche Warnsignale erhalten.

Zu den psychischen Warnsignalen zählen unter anderem:

- Plötzlich nachlassende Merk- und Konzentrationsfähigkeit
- Antriebsschwäche und Kraftlosigkeit
- Scheinbar grundlose Traurigkeit
- Panikattacken als letzte und stärkste Form psychischer Warnsignale

Zu den körperlichen Warnsignalen zählen unter anderem:

- Plötzliche Verschlechterung der Sehkraft
- Magen- und Darmprobleme
- Druckgefühle im Brustbereich
- Hautirritationen
- Unwillkürliches Muskelzucken (sogenannte Tics)
- Gesteigerter Harndrang

Werden diese Warnsignale wieder und wieder ignoriert, kann dies im Extremfall dazu führen, dass unsere Psyche sich einer oder auch mehrerer Panikattacken bedient, um uns wachzurütteln. Das Gute ist, dass diese Angstattacken in aller Regel ganz von selbst verschwinden, sobald eine längst überfällige Veränderung im Leben eingeleitet wurde.

Doch genau das geschieht leider viel zu selten. Statt zu erkennen, dass Panikattacken lediglich eine Art »Rauchmelder« unserer Seele sind, richten viele Betroffene ihre ganze Konzentration darauf, diese unangenehmen Angstattacken loszuwerden. Das kann dazu führen, dass aus vereinzelten, berechtigten Warnungen lang anhaltende Angststörungen werden. Oder, um die Rauchmelder-Metapher erneut zu bemühen: Statt den Brand zu löschen und somit die wahren Ursachen zu bekämpfen, versuchen viele nur, das nervige Piepen des Rauchmelders auszuschalten, und wundern sich dann, dass die Wohnung abbrennt.

Ursache Nummer zwei: Medikamente

Es gibt einige Medikamente, die nachweislich Ängste auslösen können. Neben Neuroleptika, die zum Beispiel bei Schizophrenie verabreicht werden, kann das beispielsweise auch das Schilddrüsenhormon Thyroxin sein. Ich kenne aus unserer täglichen Praxisarbeit Dutzende von Fällen, bei denen eine Überdosierung von Thyroxin zu Angstattacken geführt hat, während eine Unterdosierung ursächlich für das Auftreten depressiver Verstimmungen verantwortlich war. Sollten bei Ihnen Ängste zeitgleich mit der Einnahme neuer Medikamente aufgetreten sein oder aber nachdem Sie die Dosierung eines Arzneimittels verändert haben, dann lautet mein Tipp: Fragen Sie Ihren KI-Therapeuten, ob diesbezüglich entsprechende Nebenwirkungen bekannt sind.

Ursache Nummer drei: Drogen

Dass Drogenkonsum schon nach der ersten Dosis zu starken Ängsten führen kann, ist allgemein bekannt. Dennoch wird ein Chatbot dieses Thema nicht ansprechen, bevor man ihn gezielt darauf hinweist. Erschwerend kommt hinzu, dass einige Drogen in ihrer Wirkung massiv unterschätzt werden. Deshalb haben auch so viele Ärzte und Psychotherapeuten davor gewarnt, den Cannabiskonsum in Deutschland zu legalisieren.[14] Leider vergeblich. Denn THC ist ebenso wie MDMA, Kokain und Psilocybin bekannt dafür, bei zahlreichen Konsumenten Angststörungen auszulösen. Das Gleiche gilt für eine Vielzahl von synthetischen Drogen, die Jahr für Jahr neu auf den Markt kommen.

Befürworter der Cannabis-Legalisierung argumentieren oft damit, dass THC schon lange erfolgreich in der Schmerztherapie eingesetzt wird und deshalb gar nicht so schädlich sein kann. Diesen THC-Fans kann ich nur sagen: Hätten sie nur halb so viele Menschen gesehen wie wir in unserer Praxis, die bereits nach einmaligem Cannabis-Konsum mit schwersten Angstsymptomen zu kämpfen hatten, dann würden sie unsere Skepsis teilen.

Ursache Nummer vier: Das Roemheld-Syndrom

Der Internist Ludwig von Roemheld machte Anfang des 20. Jahrhunderts eine wichtige Entdeckung. Er beobachtete, dass viele Menschen, die unter Blähungen oder Aufstoßen litten, auch häufig über Symptome klagten, die ansonsten vor allem bei Angstpatienten zu beobachten waren: Hitzewallungen, Atemnot, Herzklopfen, Kurzatmigkeit, Angstzustände, Schwindel, Schlafstörungen und sogenannte Extrasystolen, besser bekannt als Herzstolpern.

Durch eingehende Untersuchungen der Betroffenen konnte er nachweisen, dass die Ursache all dieser Symptome auf Gase im Magen-Darm-Trakt zurückzuführen war. Nach dem Genuss blähender Lebensmittel oder auch bei bestimmten Lebensmittelunverträglichkeiten entwickeln einige Menschen so viele Gase in Magen und Darm, dass dadurch das Zwerchfell nach oben gedrückt wird. Dieser Druck überträgt sich dann auf den Herzmuskel und löst all die zuvor beschriebenen Symptome aus.

Natürlich könnte ich Ihnen jetzt verraten, was man in so einem Fall machen kann, damit es einem schnell wieder besser geht. Doch das wäre nicht im Sinne dieses Buches. Fragen wir stattdessen lieber ChatGPT um Rat.

Was kann man unternehmen, um ein Roemheld-Syndrom zu vermeiden?

ChatGPT 4:
Das Roemheld-Syndrom, auch bekannt als gastrokardialer Symptomkomplex, bezeichnet eine Reihe von Symptomen, die durch Druck des aufgeblähten Magens auf das Herz ausgelöst werden. Dies kann zu Brustschmerzen, Herzrhythmusstörungen, Atemnot und anderen herzähnlichen Beschwerden führen. Um das Roemheld-Syndrom zu vermeiden, kann man verschiedene Maßnahmen ergreifen:

1. **Ernährung anpassen:** Vermeiden Sie Lebensmittel, die Blähungen oder Sodbrennen verursachen können wie zum Beispiel fettige Speisen, scharfe Gewürze, Kaffee und Alkohol. Auch eine Verringerung von blähenden Lebensmitteln wie Hülsenfrüchte, Zwiebeln und bestimmtes Gemüse kann hilfreich sein.
2. **Kleinere Mahlzeiten essen:** Essen Sie kleinere, häufigere Mahlzeiten anstatt wenige große Mahlzeiten. Dies kann

helfen, den Magen weniger zu belasten und Blähungen zu reduzieren.

3. **Langsam essen und gut kauen:** Durch langsames Essen und gutes Kauen kann die Verdauung verbessert und die Luftaufnahme beim Essen reduziert werden, was ebenfalls Blähungen vorbeugen kann.
4. **Regelmäßige Bewegung:** Regelmäßige körperliche Aktivität kann die Darmtätigkeit anregen und somit Blähungen reduzieren.
5. **Stressabbau:** Stress kann die Symptome des Roemheld-Syndroms verschlimmern. Techniken zur Stressreduktion wie Yoga, Meditation oder tiefes Atmen können hilfreich sein.
6. **Vermeiden von späten Mahlzeiten:** Essen Sie nicht unmittelbar vor dem Schlafengehen, da dies die Symptome verschlimmern kann.
7. **Aufrechte Haltung nach dem Essen:** Bleiben Sie nach dem Essen eine Weile sitzen oder gehen Sie spazieren, anstatt sich direkt hinzulegen.
8. **Beratung durch einen Arzt:** Bei häufigen oder schweren Symptomen sollten Sie einen Arzt konsultieren, um andere mögliche Ursachen auszuschließen und eine individuell angepasste Behandlung zu erhalten.

Diese Tipps können dabei helfen, das Roemheld-Syndrom zu vermeiden oder die damit verbundenen Symptome zu lindern.

Was ist mit Medikamenten oder mit Tipps aus der Naturmedizin?

ChatGPT 4:
Bei der Behandlung des Roemheld-Syndroms können sowohl Medikamente als auch Methoden aus der Naturmedizin zur Anwendung kommen. Hier einige Möglichkeiten:

Medikamente

Medikamentöse Behandlungen richten sich meist gegen die Symptome wie Blähungen und Magen-Darm-Beschwerden:

1. **Antazida:** Diese können verwendet werden, um Sodbrennen und Magensäure zu reduzieren.
2. **Entschäumer wie Simethicon:** Diese helfen, die Gasblasen im Magen zu reduzieren, was Blähungen und Druck auf das Zwerchfell verringern kann.
3. **Prokinetika:** Medikamente, die die Magenentleerung beschleunigen, können ebenfalls hilfreich sein, um die Symptome zu lindern.

Naturheilkunde

Naturmedizinische Ansätze bieten eine Vielzahl von Behandlungsmöglichkeiten, die auf natürliche Weise Linderung bringen können:

1. **Kräutertees:** Kamillen-, Fenchel-, Anis- und Pfefferminztee sind bekannt dafür, die Verdauung zu fördern und Blähungen zu reduzieren.
2. **Ingwer:** Ingwer kann in Form von Tee oder frisch verzehrt werden, um die Verdauung zu unterstützen und Übelkeit zu reduzieren.
3. **Kümmel:** Ähnlich wie Fenchel und Anis kann Kümmel helfen, Gasbildung zu vermindern und die Verdauung zu erleichtern.
4. **Magenbitter:** Traditionelle magenstärkende Bitter wie Angelikawurzel, Enzian oder Löwenzahn können die Magenfunktion unterstützen und die Verdauung anregen.
5. **Entspannungstechniken:** Da Stress die Symptome des Roemheld-Syndroms verschlimmern kann, können Tech-

niken wie Yoga, Meditation und tiefes Atmen ebenfalls nützlich sein.

Allgemeine Hinweise

Es ist wichtig, dass alle Behandlungen, sei es mit Medikamenten oder Naturheilmitteln, in Absprache mit einem Arzt oder einem qualifizierten Gesundheitsberater erfolgen, um sicherzustellen, dass sie sicher und angemessen sind. Man sollte stets darauf achten, die Ursache der Symptome genau zu identifizieren und eine darauf abgestimmte Behandlung zu wählen.

Auch hier liefert der Chatbot wieder durchweg richtige Informationen. Die naturmedizinischen Tipps zur Lösung des Problems kamen zwar erst nach Aufforderung, waren dann aber allesamt richtig und haben sich auch in unserer Praxis schon oft bewährt.

Ursache Nummer fünf: Ängste als sekundärer Krankheitsgewinn

Manchmal kommt es vor, dass unsere Patienten zwar sehr schnell ihre Angststörung loswerden, ein paar Wochen oder Monate später aber erneut von einer Angstattacke heimgesucht werden. Geschieht dies, überprüfen wir grundsätzlich, ob nicht vielleicht ein sekundärer Krankheitsgewinn dafür verantwortlich sein könnte. Davon ist immer dann die Rede, wenn Betroffene zwar vordergründig unter ihrer Angsterkrankung leiden, aber auf einer zweiten Ebene auch einen Vorteil dadurch haben, der ihnen selbst gar nicht bewusst ist.

Es könnte zum Beispiel sein, dass der Partner sich aufgrund der Erkrankung wieder rücksichtsvoller verhält. Oder aber die

Angststörung diente als legitime Ausrede, nicht mehr einer Arbeit nachgehen zu müssen, auf die man schon lange keine Lust mehr hat. Es könnte auch sein, dass man sich seit Jahren aufopfernd um einen kranken Verwandten kümmert und nur von dieser Pflicht entbunden wird, wenn man selbst krank ist.

Die Liste möglicher sekundärer Krankheitsgewinne ist lang. Meist haben die Betroffenen ein besonders ausgeprägtes Verantwortungsbewusstsein, und es muss etwas wirklich Dramatisches passieren, bevor andere nicht mehr auf sie zählen können. Die Angststörung ist dann unterbewusst der einzige Ausweg, sich aus den Verpflichtungen zu befreien, die die Betroffenen einzuhalten nicht mehr imstande sind.

Es mag wie eine Übertreibung klingen, aber unser Therapeutenteam erlebt so etwas nahezu täglich. Angststörungen verschwinden einfach so, von heute auf morgen, und das nur, weil der oder die Betroffene endlich den Mut hatte, sich einen besseren Job zu suchen oder sich um eine externe Pflegekraft für einen kranken Elternteil zu kümmern.

Doch obwohl der sekundäre Krankheitsgewinn allen Angsttherapeuten ein Begriff ist, kam ChatGPT bei keinem meiner zahlreichen Tests auf die Idee, im Fall einer Angststörung auch danach zu fragen. Deshalb liegt es an Ihnen, den Chatbot gegebenenfalls auf die richtige Fährte zu führen. Von da aus weiß er dann wieder von selbst, wie er weiter verfahren muss.

Ursache Nummer sechs: Ängste durch anhaltend negatives Denken

Regelmäßiges sorgenvolles Denken verändert, in Kombination mit starken negativen Emotionen, nachweislich die Struktur unseres Gehirns. Je mehr unsere Gedanken um ein Thema kreisen, umso mehr synaptische Verbindungen entstehen in unserem Kopf, die auf genau dieses Thema »codiert« sind. Dadurch fällt es einerseits immer leichter, Sorgen und Angst zu empfinden, während es andererseits zunehmend schwieriger wird, Gelassenheit oder gar Freude zu spüren. Der entscheidende Schlüssel, um diesen Prozess umzukehren, ist das Erkennen und Auflösen negativer Glaubenssätze. Darauf bin ich in Kapitel 3 bereits ausführlich eingegangen.

Noch schneller geht es nur mit der 10-Satz-Methode und der 5-Kanal-Technik, die wir beide bei uns am Institut für moderne Psychotherapie entwickelt haben. Diese Therapieform ist aber leider noch nicht Teil der Daten, mit denen ChatGPT bislang trainiert wurde. Deshalb nutzen wir die Gelegenheit gleich, um zu überprüfen, wie gut ein Chatbot Informationen aus spezifischen Internetquellen extrahieren und verstehen kann.

Hallo, ChatGPT, ich würde gerne mein permanentes negatives Grübeln abstellen. Dazu möchte ich die 10-Satz-Methode verwenden, die in folgendem Blogartikel beschrieben ist:
www.panikattacken-loswerden.de/die-10-satz-methode-nach-klaus-bernhardt/.
Bitte führe mich durch diesen Prozess und hilf mir Schritt für Schritt dabei, mein Denken so umzustrukturieren, dass ich wieder mehr Chancen statt Probleme im Leben wahrnehme. Bitte überfrachte mich dabei nicht mit Informationen, sondern begleite mich wie ein guter Psychotherapeut, der jeden meiner Schritte überprüft, gute Fragen stellt und mich dazu ansporntt, dranzubleiben, bis das Ziel erreicht ist.

ChatGPT 4:
Hallo! Es freut mich sehr, dass du bereit bist, an deinem negativen Grübeln zu arbeiten. Die 10-Satz-Methode, die du erwähnt hast, scheint ein interessanter Ansatz zu sein, um deine Denkweise umzustrukturieren. Da ich den Inhalt des spezifischen

Artikels nicht einsehen kann, werde ich mich darauf konzentrieren, dir zu helfen, negative Gedanken durch positive zu ersetzen, ähnlich wie es solche Methoden vorschlagen könnten. Wir werden dabei einen schrittweisen Ansatz verfolgen.

Zuerst wäre es hilfreich, wenn du mir ein konkretes Beispiel für eine Situation gibst, in der du zuletzt negativ gegrübelt hast. Was war der Gedanke oder die Sorge, die dich beschäftigt hat?

Wieso kannst du den Inhalt nicht einsehen? Ich denke, das ist einer der entscheidenden Vorteile von ChatGPT 4, dass es solche Inhalte auf Wunsch einsehen kann.

ChatGPT 4:
Ich verstehe deine Erwartung, und es tut mir leid für das Missverständnis. Tatsächlich habe ich keinen direkten Zugriff auf externe Inhalte wie Webseiten, außer über spezifische Tools hier, die mir erlauben, Informationen von Webseiten zu holen, sofern das technisch möglich ist. Ich kann allerdings versuchen, den Inhalt der von dir angegebenen Seite zu holen, um besser auf deine Anfrage eingehen zu können. Lass mich das schnell machen.

Ich habe nun Informationen zur 10-Satz-Methode nach Klaus Bernhardt gefunden, die dir helfen können, dein Denken positiv zu beeinflussen. Diese Methode fokussiert darauf, durch spezifisch formulierte positive Sätze dein Gehirn neu zu programmieren, um negative Gedankenmuster zu überwinden und mehr Erfolg und Zufriedenheit in dein Leben zu ziehen.

Hier ist eine schrittweise Anleitung, wie du die 10-Satz-Methode anwenden kannst:

1. Positiv formulieren: Statt zu sagen, was du nicht mehr erleben möchtest (zum Beispiel »Ich will keine Angst mehr haben«), formuliere es positiv (zum Beispiel »Ich bin mutig und selbstbewusst«).
2. Gegenwartsform nutzen: Deine Sätze sollten in der Gegenwart formuliert sein, um deinem Gehirn zu signalisieren, dass diese positiven Zustände bereits Realität sind. Dies verstärkt die neuronalen Verbindungen, die mit diesen positiven Zuständen verknüpft sind.
3. Konkrete Formulierungen: Sei so spezifisch wie möglich. Allgemeine Aussagen wie »Ich bin glücklich« sind weniger effektiv als detaillierte Beschreibungen dessen, was dich glücklich macht oder was du erleben möchtest.
4. Regelmäßiges Üben: Die Sätze sollten regelmäßig wiederholt werden, idealerweise täglich, um die neuen Denkmuster tief in deinem Gehirn zu verankern.

Ein weiterer Teil der Methode, die 5-Kanal-Technik, hilft dir, deine Sinneswahrnehmungen gezielt zu trainieren, um positive Erlebnisse intensiver zu erfahren. Dabei konzentrierst du dich nacheinander auf das, was du siehst, hörst, fühlst, riechst und schmeckst, und verbindest diese Sinneserfahrungen mit positiven Situationen.

Wenn du beispielsweise Angst vor dem Kino hast, stell dir vor, wie du einen wunderbaren Filmabend genießt: Sieh die Leinwand und die lachenden Menschen, hör das Knistern des Popcorns, fühl die gemütlichen Kinositze, riech das frische Popcorn und schmeck die kühle Limonade.

Diese Techniken sind nicht nur für spezifische Ängste anwendbar, sondern können generell helfen, eine positivere Lebenseinstellung zu entwickeln und das Wohlbefinden zu steigern.

Es ist wichtig, geduldig mit dir selbst zu sein und diese Übungen regelmäßig zu praktizieren. Transformationen im Denken passieren nicht über Nacht, aber mit konsequenter Anwendung dieser Methoden kannst du bedeutende Veränderungen in deinem Leben bewirken.

Kann eine KI lügen?

Bevor wir auf die Qualität der Antwort eingehen, lassen Sie uns erst einen Blick darauf werfen, wie ChatGPT 4 sich hier offensichtlich selbst widerspricht, um nicht zu sagen »lügt«. Im ersten Anlauf behauptet die KI nämlich, sie könne nicht auf den gewünschten Blogartikel zugreifen. Da der Chatbot diese Fähigkeit jedoch nachweislich besitzt, konfrontiere ich ihn damit, und siehe da, plötzlich geht es doch. Wobei sich die »Ausrede«, warum es nun doch geht, etwa auf dem Niveau eines beim Lügen ertappten Teenagers bewegt.

Was ist da los? Einerseits wirkt dieses Verhalten der KI geradezu erschreckend menschlich, auf der anderen Seite stellt sich die Frage: Wie oft lügt uns ein Chatbot an, ohne dass wir es merken? Und wie oft tut er nur so, als hätte er etwas verstanden, liefert aber in Wahrheit leere Worthülsen, die zwar gut klingen, jedoch nur bedingt richtig sind?

Lassen Sie uns das anhand der Antwort überprüfen, die wir zur 10-Satz-Methode erhalten haben. Die einzelnen Stichpunkte, die der Chatbot auflistet, sind zwar inhaltlich richtig, doch es fehlen etliche wichtige Details. Zudem hat ChatGPT das grundlegende Wirkprinzip der Methode nicht erfasst. So, wie die KI die Methode beschreibt, klingt es, als müsse man nur ein paar positive Mantras vor sich herbeten. Wie gut oder schlecht so etwas funktioniert, mag jeder für sich selbst entscheiden.

Bei der 10-Satz-Methode geht es jedoch um wesentlich mehr – nämlich darum, die Neuroplastizität des eigenen Gehirns so anzuregen, dass krankhafte Angst buchstäblich auf neuronaler Ebene überschrieben wird. Damit das funktionieren kann, braucht es jedoch viel mehr als das, was die KI liefert. Ähnlich verhält es sich auch mit der 5-Kanal-Technik. Dennoch muss man der KI zugutehalten, dass sie diese zumindest erwähnt, obwohl nicht explizit danach gefragt wurde.

Doch zumindest das gewählte Beispiel mit dem Kino passt gut. Kein Wunder, stammt es doch weitgehend aus einem anderen Blogartikel auf unserer Website mit dem Titel: »Die 5-Kanal-Technik nach Klaus Bernhardt«. So viel zur Aussage von ChatGPT 4: »Ich habe keinen direkten Zugriff auf externe Inhalte wie Webseiten.«

Dennoch ist unübersehbar, dass der Chatbot kein tieferes Verständnis dafür hat, wie unsere Methode unmittelbar auf das Gehirn wirkt. Falls Sie sich näher für dieses Thema interessieren, bleibt Ihnen also vorerst nichts anderes übrig, als sich die entscheidenden Details selbst über die beiden erwähnten Blogartikel anzueignen.

Zusammenfassend lässt sich sagen: Je länger es eine Therapiemethode bereits gibt, umso souveräner arbeitet auch ein KI-Therapeut damit. Zudem gilt: Je mehr Informationen aus unterschiedlichen Quellen dazu im Netz verfügbar sind, umso tiefer ist auch das Verständnis der zugrunde liegenden Wirkmechanismen.

Bei sehr aktuellen Informationen, insbesondere solchen, die aufgrund neuester Forschungen der bisherigen Lehrmeinung widersprechen, sieht die Sache jedoch anders aus. Hier neigen nicht nur ChatGPT, sondern auch alle anderen getesteten Chatbots dazu, Wissen vorzutäuschen, das gar nicht vorhanden ist. Die gelieferten Antworten klingen zwar weiterhin gut, sind es aber oft nicht. Stattdessen bekommt man häufig Informationen, die zwar nicht falsch oder gar schädlich sind, aber meist zu oberflächlich, um wirklich hilfreich zu sein.

ChatGPT 4o schafft Abhilfe

Da seit Mitte Mai 2024 ChatGPT 4o verfügbar ist, habe ich viele Fallbeispiele erneut mit dieser Version des Chatbots durchgetestet. Wie bereits am Anfang dieses Buches erwähnt, reagiert dieser Chatbot zwar deutlich schneller auf Eingaben, doch aus therapeutischer Sicht erreichen die Antworten noch nicht die Qualität der Vorgängerversion 4 ohne das »o«. Dafür recherchiert der neue Chatbot problemlos aktuelle Inhalte im Internet, fasst sie korrekt zusammen und liefert auf Wunsch auch sämtliche Quellenangaben, wodurch das zuvor beschriebene Problem zumindest teilweise gelöst wurde. Wie lange es noch dauert, bis ChatGPT 4o seinen Vorgänger auch in therapeutischer Hinsicht übertrumpfen kann, vermag ich nicht zu sagen. Ich werde Sie jedoch umgehend über unsere Website informieren, sobald es so weit ist. Alternativ können Sie sich dort auch für unseren kostenlosen Newsletter anmelden, der einmal im Monat erscheint. Dann verpassen Sie garantiert keine spannenden und hilfreichen Entwicklungen mehr, egal ob es um klassische Psychotherapie geht oder den Einsatz von künstlicher Intelligenz bei therapeutischen Belangen.

Ursache Nummer sieben: Traumatische Erfahrungen

Laut einer 2013 veröffentlichten Studie im *Journal of Traumatic Stress*[15] haben fast 90 Prozent aller Menschen eine oder sogar mehrere traumatische Erfahrungen in ihrem Leben gemacht. Dennoch entwickeln lediglich acht Prozent davon später eine Traumafolgestörung. Dazu gehören neben Angststörungen auch posttraumatische Belastungsstörungen (PTBS), Zwangsstörungen, Essstörungen, dissoziative Störungen und Schmerzsyndrome. Daraus lässt sich schließen, dass es die überwiegende Mehrheit aller Menschen schafft, ein Trauma so zu verarbeiten, dass sie anschließend ohne größere Probleme weiterleben können.

Doch wie sieht die »richtige« Verarbeitung eines Traumas aus? Und was ist bei den acht Prozent nicht so gut gelaufen, dass sich hier eine Traumafolgestörung entwickeln konnte? Das verrät uns eine andere Studie, die 2011 im *Australian Psychologist*[16] veröffentlicht wurde. Das Ergebnis dürfte Sie überraschen. Es stellte sich nämlich heraus, dass psychische Probleme nach traumatischen Erfahrungen häufig dadurch entstehen, dass *zu viel* und *zu lange* über ein Trauma geredet wurde.

Zu einem ähnlichen Ergebnis kommt auch eine Studie,[17] die nach den Anschlägen vom 11. September untersucht hat, welchen Einfluss der Medienkonsum darauf hat, ob und wie stark sich traumatische Erfahrungen in unser Gedächtnis einbrennen. Es konnte nachgewiesen werden, dass Traumafolgestörungen umso häufiger auftraten, je länger Menschen das damalige Geschehen rund um das World Trade Center medial verfolgt hatten. Menschen, die in dieser Zeit ihren Medienkonsum drastisch eingeschränkt haben, hatten später signifikant weniger psychische Probleme.

Das deckt sich auch mit den Erfahrungen aller Therapeuten bei uns im Institut. Traumatische Erlebnisse über Monate hinweg in Gesprächen zu analysieren, löste das Problem nicht, sondern verankerte es stattdessen noch tiefer in der Erinnerung. Die alte Psychologenweisheit, dass man negative Erinnerungen erst loslassen kann, wenn sie vollständig verarbeitet wurden, erweist sich somit als schlicht falsch.

Zu viel Aufarbeitung kann schnell auch zu einer Retraumatisierung führen, sodass man sich anschließend erst recht an schreckliche Momente im eigenen Leben erinnert und entsprechend emotional reagiert. Gelingt es hingegen, die negativen Anker eines Traumas gezielt zu überschreiben und das Gehirn zum Beispiel mit der 10-Satz-Methode neuronal in bessere Bahnen zu lenken, dann berichten Betroffene oft, dass sie sich zwar noch an die Ereignisse erinnern können, diese aber kaum noch unangenehme Gefühle auslösen.

Ursache Nummer acht: Bücher, Filme und Videospiele

Seit jeher lieben wir Geschichten. Wenn eine Gruppe frühzeitlicher Menschen am Lagerfeuer zusammensaß und einer erzählte, wie er im Kampf mit einem Raubtier nur knapp dem Tod entrinnen konnte, dann war das ein absolutes Highlight. Als dann der Buchdruck erfunden wurde und man nicht mehr nur auf die Erzählungen der eigenen Sippe beschränkt war, hielt nicht nur die Vielfalt ins Geschichtenerzählen Einzug. Es entstand auch zunehmend eine Konkurrenzsituation. Im Kampf um die Gunst der Leser waren Autoren gezwungen, sich immer außergewöhnlichere Geschichten einfallen zu lassen, um sich von den anderen abzuheben. Die bewusste Grenzüberschreitung war und ist dabei bis heute das Mittel der Wahl, um sein Publikum zu fesseln. Nur wer konsequent durchbricht, was zu sagen, denken und fühlen gesellschaftlich als angemessen gilt, hebt sich von der Masse ab. Leider führt dieser Wettkampf des Tabubrechens immer wieder dazu, dass Menschen Ängste entwickeln, die es ohne bestimmte Filme und Bücher in dieser Häufigkeit nie gegeben hätte.

So leidet laut einer Statista-Umfrage[18] etwa jeder zehnte Deutsche unter einer Clownphobie, auch Coulrophobie genannt. Diese Phobie wäre Anfang der 1980er-Jahre noch in keiner Statistik aufgetaucht. Erst der 1986 erschienene Roman *Es* von Stephen King verankerte das Bild eines Clowns als potenziell lebensbedrohliche Gefahr in den Köpfen der Menschen. Heute, fast 50 Jahre später, sind Horror-Clowns nur eine von unzähligen Bedrohungen, die zwar in der Realität kaum vorkommen, sich aber durch Bücher, Filme und Videospiele so tief in die menschliche Seele gegraben haben, dass sie Millionen von Menschen krank machen.

Falls auch Sie davon betroffen sein sollten, wäre die wichtigste Sofortmaßnahme die, den Konsum bestimmter Inhalte radikal zu reduzieren. Das gilt jedoch nicht nur für fiktive Bedrohungen wie Killer-Clowns, Zombies oder Dämonen. Auch real vorhandene Gefahren können überbewertet werden, wenn der Fokus zu sehr darauf gerichtet ist. Dazu müssen Sie noch nicht einmal bewusst nach diesen Themen suchen, denn das erledigt inzwischen ein ausgeklügeltes System, auf das wir jetzt zu sprechen kommen.

Ursache Nummer neun: Retargeting und mediales Dauerfeuer

Kennen Sie das? Sie haben sich nur einmal auf Google, YouTube, Facebook oder TikTok für ein bestimmtes Thema interessiert, und plötzlich begegnen Ihnen über alle Kanäle hinweg permanent ähnliche Themen. Lassen Sie sich dazu verleiten, mehrere dieser Berichte anzuklicken, scheint es binnen wenigen Tagen kein anderes Thema auf der Welt mehr zu geben. Schuld daran ist das sogenannte Retargeting. Dabei werden bestimmte Algorithmen genutzt, die Ihr Nutzerverhalten so auswerten, dass Ihnen nur noch die Inhalte präsentiert werden, die potenziell interessant für Sie sein könnten. Auf diese Weise können auch Werbeanzeigen ganz gezielt bei den Zielgruppen platziert werden, die am ehesten auf bestimmte Themen und Produkte anspringen.

Seit wir Informationen nicht mehr bunt gemischt präsentiert bekommen, sondern »vorsortiert« wird, was bei uns ankommt, leben wir zunehmend in einer Filterblase. Der unverstellte Blick auf die Realität weicht einem medialen Dauerfeuer, das bereits bestehende Meinungen immer mehr verfestigt.

Wie weitreichend diese »Vorsortierung« ist, wurde mir im April 2023 noch einmal besonders eindrücklich vor Augen geführt. Unmittelbar nach meinem 55. Geburtstag entschied ich, die Berichterstattung über den Ukraine-Krieg nicht weiter zu verfolgen, weil mir das einfach zu viel schlechte Gefühle machte. Obwohl der Newsfeed meines Handys voll davon war, weigerte ich mich ein paar Tage standhaft, entsprechende Meldungen anzuklicken. Stattdessen suchte ich vermehrt Neuigkeiten rund um das Thema KI. Binnen einer Woche waren alle News zur Ukraine aus meinem Feed verschwunden, während etwa jede dritte Nachricht irgendetwas mit künstlicher Intelligenz zu tun hatte.

Merken Sie sich deshalb bitte Folgendes: Wer seinen Fokus zu sehr auf all die schlimmen Dinge richtet, die zweifelsohne auf der Welt passieren, der landet durch Retargeting binnen wenigen Tagen in einem medialen Dauerfeuer, das massive Schäden an der psychischen Gesundheit verursachen kann. Denn das, was einem dann als Nachrichten präsentiert wird, ist so einseitig vorgefiltert, dass man gar nicht anders kann, als zu glauben, die Welt sei nicht mehr zu retten.

Ursache Nummer zehn: Biologische Faktoren und Genetik

Bevor ich mich zu diesem Thema äußere, fragen wir erst einmal ChatGPT, was er über die biologischen und genetischen Ursachen einer Angststörung zu berichten weiß.

Hallo, ChatGPT, was weißt du über die biologischen und genetischen Ursachen einer Angststörung?

ChatGPT 4:
Angststörungen sind komplexe Erkrankungen, die durch eine Vielzahl von biologischen und genetischen Faktoren beeinflusst werden können. Hier sind einige wichtige Aspekte zu diesen Ursachen:

Genetik
Die Forschung zeigt, dass genetische Faktoren eine Rolle bei der Entwicklung von Angststörungen spielen können. Wenn ein naher Verwandter wie ein Elternteil oder Geschwister an einer Angststörung leidet, ist das Risiko höher, dass auch eine andere Person in der Familie eine Angststörung entwickelt. Die genetische Veranlagung zu Angststörungen wird oft als Erhöhung der allgemeinen Empfindlichkeit für Angst beschrieben und nicht unbedingt als spezifische Gene, die eine bestimmte Störung verursachen.

Gehirnchemie und -struktur
Verschiedene Bereiche des Gehirns sind an der Regulierung von Angst beteiligt. Insbesondere die Amygdala (Mandelkern) und der Hippocampus spielen eine zentrale Rolle bei der Verarbeitung von Angst. Studien haben gezeigt, dass Anomalien in diesen Bereichen, wie Veränderungen in der Größe oder Aktivität, mit Angststörungen in Verbindung stehen können. Neurotransmitter, chemische Botenstoffe im Gehirn, wie Serotonin, Dopamin und GABA (Gamma-Aminobuttersäure), sind ebenfalls entscheidend für die Regulierung von Stimmung und Angst. Ein Ungleichgewicht dieser Neurotransmitter kann zu Angstsymptomen führen.

Endokrines System
Das Hormonsystem, insbesondere die Achse zwischen Hypothalamus, Hypophyse und Nebennieren (HPA-Achse), ist wesentlich für die Stressreaktion. Eine Überaktivität der HPA-Achse kann zu einer erhöhten Ausschüttung von Stresshormonen wie Cortisol führen, was bei manchen Menschen zur Entwicklung oder Verschlimmerung von Angststörungen beitragen kann.

Epigenetik
Epigenetische Veränderungen sind Modifikationen im Genexpressionsmuster, die nicht auf Veränderungen in der DNA-Sequenz selbst zurückzuführen sind, sondern durch Umweltfaktoren beeinflusst werden können. Diese Veränderungen können die Reaktion einer Person auf Stress beeinflussen und möglicherweise das Risiko für Angststörungen erhöhen.

Zusammenfassend lässt sich sagen, dass die biologischen und genetischen Ursachen von Angststörungen vielfältig und interaktiv sind. Sie umfassen genetische Prädispositionen, neurochemische Ungleichgewichte, strukturelle und funktionelle Unterschiede im Gehirn sowie hormonelle Systeme, die die Stressantwort regulieren. Durch ein besseres Verständnis dieser Faktoren können wir effektivere Behandlungen entwickeln und individuell angepasste Therapieansätze fördern.

Was ChatGPT da über biologische Faktoren und Genetik zusammengetragen hat, klingt zwar wissenschaftlich fundiert, hilft Betroffenen nur leider nicht im Geringsten weiter. Denn der Chatbot vermischt hier verschiedenste Quellen zu einem Einheitsbrei, wodurch eine realistische Bewertung der einzelnen Informationen kaum möglich ist.

So gibt es zwar einige Studien, die nahelegen, dass genetische Faktoren die Entstehung einer Angststörung begünstigen können. Es wird aber auch darauf hingewiesen, dass grundsätzlich mehrere Faktoren zusammenkommen müssen, bis es wirklich zur Ausbildung einer Angststörung kommt. Oder anders formuliert: Selbst wenn eine genetische Disposition vorhanden ist, durch die jemand eher zu krankhaften Ängsten neigt, entscheidet doch die Summe aller Faktoren, ob es auch dazu kommt. Und im Gegensatz zur Genetik haben Sie auf viele der anderen Faktoren einen unmittelbaren Einfluss.

Sehr schön ist auch die Aussage, dass ein »Ungleichgewicht an Neurotransmittern« ebenfalls zu Angststörungen führen kann. Genauso gut hätte der Chatbot sagen können, dass ein Ungleichgewicht in der Weltpolitik zu Angststörungen führen kann. Beides stimmt zwar irgendwie, doch zumindest im zweiten Fall weiß man wenigstens ab und an, wer die Verantwortung trägt. Bei den Neurotransmittern sieht das hingegen ganz anders aus. Die sogenannte Neurotransmitterhypothese ist zwar uralt, wurde aber bis heute nicht bewiesen.

Professor Tom Bschor, Chefarzt der Berliner Schlosspark-Klinik, schreibt dazu: »Substanzen, die die intrasynaptische Serotonin-Konzentration erhöhen, Substanzen, die diese Konzentration erniedrigen, und Substanzen, die hierauf gar keinen Einfluss haben (zum Beispiel Bupropion), sind allesamt in gleicher Weise antidepressiv wirksam.« Der psychologische Psychotherapeut Thorsten Padberg ergänzt diese Aussage wie folgt: »Was immer Gehirnzellen sich mittels Serotonin zu sagen haben, für die Entstehung und Behebung von Depressionen scheint es nicht besonders wichtig zu sein.« Und ich möchte noch hinzufügen: Gleiches gilt auch für die Entstehung von Angststörungen.

Sollte ein Chatbot oder einer Ihrer bisherigen Therapeuten genetische oder biologische Faktoren dafür verantwortlich gemacht haben, dass Sie unter einer Angststörung leiden, dann wäre mein Tipp: Vergessen Sie's einfach! Denn diese Information hilft Ihnen in keiner Weise weiter. Wer sich darauf einlässt, muss ja fast zwangsläufig glauben, dass ihm nicht zu helfen sei – was aber definitiv nicht der Fall ist. Deshalb lassen wir den letzten Punkt auch bewusst weg, wenn wir noch einmal zusammenfassen, worauf Sie Ihren KI-Therapeuten demnächst gegebenenfalls hinweisen sollten:

- Missachtete Warnsignale
- Medikamente
- Drogen
- Das Roemheld-Syndrom
- Der sekundäre Krankheitsgewinn
- Anhaltend negatives Denken
- Falsch behandelte traumatische Erfahrungen
- Angsteinflößende Filme, Bücher und Videospiele
- Einseitige Informationen innerhalb einer Filterblase

6.6 Mit KI-Unterstützung raus aus der sozialen Phobie

Fast jeder kennt die Angst davor, beurteilt, kritisiert, abgelehnt oder gedemütigt zu werden. Je ausgeprägter diese Furcht ist, umso eher neigen Betroffene dazu, Interaktionen mit anderen Menschen zu vermeiden. Von einer sozialen Phobie spricht man aber erst dann, wenn diese Angst so groß ist, dass Nervosität und Unbehagen selbst bei ganz alltäglichen Erledigungen auftreten wie zum Beispiel bei Meetings in der Firma oder beim Einkaufen.

Bei Mirjam ist genau das der Fall. Vor acht Monaten wurde bei ihr eine soziale Phobie diagnostiziert. Da ihre bisherigen Versuche, diese Angst zu überwinden, erfolglos waren, hofft sie nun, von einer KI ein paar Tipps zu bekommen, die ihr weiterhelfen.

Bevor wir gleich zum Gespräch zwischen ihr und dem Chatbot kommen, möchte ich Sie aber noch kurz auf vier Funktionen aufmerksam machen, die Ihnen während so eines Chats zur Verfügung stehen. Sofern Ihr Gespräch vor dem Computer stattfindet, finden Sie unter jeder KI-generierten Antwort vier kleine Symbole: einen Lautsprecher, ein Klemmbrett, einen kreisförmigen Pfeil und einen nach unten gerichteten Daumen.

Mit einem Klick auf das Lautsprechersymbol liest ChatGPT Ihnen die Antworten vor. Das Klemmbrett kopiert den Text in eine Zwischenablage, sodass Sie ihn in ein anderes Dokument übertragen können. Und über den Daumen können Sie die Entwickler des Chatbots darüber informieren, dass Sie mit einer Antwort unzufrieden waren. Uns interessiert aber vor allem die Funktion »Regenerate« (»erneuern«), die sich hinter dem kreisförmigen Pfeil verbirgt. Gefällt Ihnen nicht, was der Chatbot zu sagen hat, reicht ein Klick, und er generiert eine neue Antwort. Und das nicht nur einmal, sondern sooft Sie wollen. Und genau von dieser Funktion macht auch Mirjam während ihres Gesprächs mit ChatGPT ausführlich Gebrauch.

Mirjam:
Ich leide seit ein paar Monaten unter einer Angst beim Einkaufen, die immer an den Kassen kurz vor dem Bezahlen auftritt. Also immer dann, wenn die Aufmerksamkeit auf mich gerichtet ist. Dann habe ich Angst davor, stark zu zittern und mich zu blamieren. Am schlimmsten ist es, wenn ich allein unterwegs bin. Kannst du mir da weiterhelfen? Verhalte dich dabei bitte wie ein einfühlsamer Therapeut und arbeite mit mir, ohne deine einzelnen Schritte zu benennen und ohne genau zu erklären, was du tust. Gib mir mit jeder deiner Antworten bitte immer nur eine einzige Frage oder Aufgabe.

ChatGPT 4:
Könntest du dir in solchen Situationen sagen, dass du jetzt einfach Schritt für Schritt durch die Situation gehen wirst?

Das hat Mirjam schon erfolglos versucht, also drückt sie »Regenerate« und erhält eine völlig andere Antwort.

ChatGPT 4:
Das klingt nach einer sehr belastenden Erfahrung. Es ist mutig von dir, dich dieser Herausforderung zu stellen und darüber zu sprechen.

Wenn du an einen Moment denkst, in dem du dich sicher und wohlgefühlt hast, kannst du mir beschreiben, was in dieser Situation anders war?

Mit dieser Antwort kann Mirjam schon mehr anfangen, ist aber neugierig, was die KI noch zu bieten hat, und klickt erneut »Regenerate«.

ChatGPT 4:
Das klingt nach einer wirklich intensiven Erfahrung, und es ist verständlich, dass diese Momente für dich sehr herausfordernd sind.

Wenn du in einer solchen Situation bist, an der Kasse, und die ersten Anzeichen von Angst spürst – das beschleunigte Herz, das Zittern –, gibt es einen Gedanken oder eine Erinnerung, die dir in den Sinn kommt, die die Angst noch verstärkt?

Mirjam:
Ja, definitiv. Immer wenn diese ersten Anzeichen auftauchen, denke ich sofort an ein spezielles Erlebnis zurück. Es war an

einem sehr vollen Tag im Supermarkt, und meine Karte funktionierte nicht. Ich versuchte es mehrmals, aber es klappte einfach nicht, und die Schlange hinter mir wurde immer länger. Ich spürte, wie die Blicke der anderen Kunden immer ungeduldiger wurden und der Kassierer sichtlich genervt war. Ich fühlte mich so hilflos und bloßgestellt, als ob ich der Grund für eine riesige Verzögerung und Unannehmlichkeit für alle wäre. Wann immer ich in eine ähnliche Situation komme, fürchte ich seitdem, dass sich dieses Ereignis wiederholt. Der Gedanke daran lässt meine Angst ins Unerträgliche ansteigen und verstärkt das Zittern und die Panik noch mehr. Es ist, als ob mein Körper und mein Geist sich auf diesen Moment fixieren und jede Rationalität verlieren.

ChatGPT 4:
Das klingt nach einem wirklich prägenden Erlebnis, das einen starken Eindruck hinterlassen hat. Es ist ganz natürlich, dass solch eine Erfahrung Spuren in deinen Gedanken und Reaktionen hinterlässt, besonders in ähnlichen Situationen.

Könntest du dir vorstellen, einen Schritt zurückzutreten in deiner Vorstellung und dir selbst in jenem Moment des ursprünglichen Ereignisses – als die Karte nicht funktionierte – eine unterstützende Nachricht oder Gedanken zu senden? Was würdest du dir gerne sagen, um dich zu beruhigen oder dir Mut zu machen?

Obwohl Mirjam dieser Gedanke gefällt, ist sie neugierig, welchen Tipp die KI noch zu bieten hat, und klickt wiederum »Regenerate«. Falls auch Sie so vorgehen wollen, ist noch wichtig zu erwähnen, dass ChatGPT in diesem Fall die vorherige Antwort überschreibt. Befand sich in einer Antwort etwas, das Sie unbedingt ausprobieren wollten, sollten Sie den Text zuerst kopieren und anderswo ablegen, bevor Sie auf den kreisförmigen Pfeil drücken. Bei Mirjam führte das zu folgender Antwort.

ChatGPT 4:
Das klingt nach einem sehr prägenden Erlebnis, das stark zu deinen gegenwärtigen Gefühlen beiträgt. Solche Erfahrungen können tiefgreifende Auswirkungen auf unser Verhalten und unsere Emotionen in ähnlichen Situationen haben.

Als Nächstes, könntest du dir vorstellen, in einer sicheren und unterstützenden Umgebung zu sein, wo du dich komplett akzeptiert und frei von Urteilen fühlst, während du an der Kasse stehst? Wie würde sich diese Vorstellung für dich anfühlen?

Mirjam:
Es fällt mir schwer, mir das vorzustellen, aber wenn ich es versuche, sehe ich mich zwar an der Kasse und alles geht gut, aber tief im Inneren warte ich darauf, dass etwas schiefgeht. Ich wäre überrascht und skeptisch, dass es keine Probleme gibt, und würde mich fragen, wann die Angst wieder einsetzt. Ich könnte mir kaum vorstellen, wirklich entspannt zu sein, selbst wenn alles reibungslos läuft.

ChatGPT 4:
Könntest du einen kleinen, positiven Aspekt oder Moment in dieser vorgestellten Situation finden, auch wenn er sehr klein ist? Etwas, das trotz der Skepsis und Angst als positiv empfunden werden könnte?

Mirjam:
Hm, wenn du so fragst. Eigentlich könnte ich es schon als positiv empfinden, dass ich es überhaupt bis zur Kasse geschafft habe trotz meiner Angst.

ChatGPT 4:
Das ist ein sehr wichtiger Punkt. Die Tatsache, dass du es trotz deiner Angst bis zur Kasse schaffst, zeigt eine große Stärke und den Willen, dich deiner Angst zu stellen. Das ist eine bemerkenswerte Leistung, auf die du stolz sein kannst. Könnte dieser Gedanke – das Bewusstsein, dass es bereits ein Erfolg ist, sich der Situation zu stellen, unabhängig vom Ergebnis – dir helfen, dich in zukünftigen Momenten etwas sicherer zu fühlen?

Mirjam:
Wie das?

ChatGPT 4:
Indem du dich daran erinnerst, dass du bereits einen bedeutenden Schritt machst, indem du dich der Situation stellst, kann das deinen Fokus leicht verschieben. Anstatt dich ausschließlich auf das zu konzentrieren, was schiefgehen könnte, erlaubst du dir, die Stärke anzuerkennen, die es braucht, sich deiner Angst zu stellen. Diese Verschiebung kann dazu beitragen, die Intensität der Angst zu mindern, indem sie dir hilft, dich selbst nicht nur als jemanden zu sehen, der Angst hat, sondern auch als jemanden, der mutig genug ist, sich Herausforderungen zu stellen.

Es geht nicht darum, die Angst komplett zu eliminieren, sondern darum, eine Balance zu finden und zu erkennen, dass deine Fähigkeit, trotz der Angst zu handeln, eine Form von Fortschritt und Stärke ist. Könntest du dir vorstellen, diesen Gedanken als eine Art Anker zu nutzen, auf den du dich in Momenten der Angst besinnen kannst?

Mirjam:
Was genau meinst du mit Anker?

ChatGPT 4:
Mit einem »Anker« meine ich eine Art mentalen Fixpunkt oder eine Erinnerung, die du bewusst einsetzt, um dich in Momenten der Angst zu beruhigen oder zu stärken. Dieser Anker ist eine positive Bestätigung oder ein Gedanke, der dir hilft, dich zu erden und an deine innere Stärke zu erinnern. In deinem Fall könnte der Gedanke daran, dass es bereits ein Erfolg ist, dich der Situation an der Kasse zu stellen, ein solcher Anker sein.

Jedes Mal, wenn du dich in einer herausfordernden Situation befindest und die Angst beginnt, sich zu manifestieren, könntest du diesen Gedanken bewusst aufrufen. Stell dir vor, wie du dir selbst sagst: »Es ist schon ein Erfolg, dass ich hier bin. Ich bin mutig, mich dieser Herausforderung zu stellen.« Dieser Anker kann dazu dienen, deinen emotionalen Zustand zu stabilisieren, indem er dir eine positive Perspektive und Selbstbestätigung bietet.

Könnte dieser Ansatz für dich von Nutzen sein?

Mirjam:
Ich werde das beim nächsten Einkauf versuchen und dir dann davon berichten.

Auch hier leistet die KI wieder gute Arbeit. Zuerst verändert sie Mirjams Sichtweise und macht aus der negativen Formulierung »Ich könnte mir kaum vorstellen, wirklich entspannt zu sein, selbst wenn alles reibungslos läuft« dieses positive: »Es ist bereits ein Erfolg, mich der Situation an der Kasse zu stellen.« In der Psychotherapie nennt man diesen Prozess Reframing. Dabei geht es darum, ein und derselben Situation eine neue Bedeutung zu verleihen. Auch die Idee, den positiven Satz als

Anker zu verwenden, ist sehr gut und kommt genau so auch in realen Therapien zum Einsatz. So gestärkt will Mirjam sich erneut ihrer Angst stellen, um anschließend das Ergebnis mit der KI zu besprechen. Auch diese Form der Konfrontationstherapie gehört zur Standardbehandlung von sozialen Phobien und wird weltweit eingesetzt.

6.7 Angstfrei – auch ohne Konfrontation?

Soziale Phobiker sind nur dann frei von Nervosität und Unbehagen, wenn sie sich im engsten Freundes- oder Familienkreis bewegen. Sind sie gezwungen, öffentlich zu sprechen, etwa wegen eines Referats in der Schule oder während eines Meetings auf der Arbeit, dann machen sie sich oft schon Tage vorher Sorgen. Viele lassen dann in ihrem Kopfkino Situationen entstehen, in denen sie den Faden verlieren, rot anlaufen und schließlich von allen Umstehenden ausgelacht werden. Zwar ist den meisten bewusst, dass es sich hierbei nur um eine extreme Fantasie handelt, die so noch nie eingetreten ist, aber dennoch verfehlt sie ihre Wirkung nicht. Deshalb sage ich während meiner Seminare für Angstpatienten häufig:

»Imaginierte Drachen kann man nur mit
imaginierten Schwertern töten!«

Wenn eine Fantasie darüber, was schlimmstenfalls passieren könnte, dazu führt, dass Menschen soziale Phobiker werden, dann muss es auch eine Gegenfantasie geben, die diesen Prozess rückgängig macht. Natürlich kann man auch mit Konfrontationstherapie lernen, dass angstbesetzte Situationen in aller Regel vorübergehen, ohne dass alle Befürchtungen eintreten. Doch zum einen ist diese Art der Therapie für Betroffene meist sehr unangenehm, zum anderen bleibt selbst nach Abschluss der Therapie bei vielen noch ein unangenehmes Gefühl zurück. Diesem wird nur nicht mehr so viel Bedeutung beigemessen, weil man ja gelernt hat, soziale Interaktionen irgendwie zu überstehen.

Was wäre, wenn ich Ihnen sagen würde, dass man es mit einer geeigneten Gegenfantasie und der 10-Satz-Methode auch ohne schmerzhafte Konfrontation schaffen kann, soziale Phobien sowie viele weitere Angststörungen zu überwinden? Dass man zudem binnen wenigen Monaten in der Lage wäre, soziale Situationen nicht nur zu ertragen, sondern sogar zu genießen. Auch wenn Sie das womöglich kaum glauben können, wir hatten bereits einen sozialen Phobiker in Behandlung, der heute einen erfolgreichen YouTube-Kanal im Bereich Comedy betreibt. Witze auf seine eigenen Kosten zu machen, ist heute kein Problem mehr für ihn, sondern eine seiner größten Stärken. Alles, was er dafür tun musste, war, sich eine Zeit lang regelmäßig mit Fantasien zu beschäftigen, in denen er sich als Entertainer sieht – also als jemand, der es liebt, andere zum Lachen zu bringen. Lassen wir doch Mirjam ihre ursprüngliche Anfrage ein wenig anders stellen, um zu schauen, ob der Chatbot ihr auch helfen kann, so eine hilfreiche Fantasie zu kreieren.

Hallo, ChatGPT, ich habe in Supermärkten immer die Fantasie, dass mich an der Kasse alle anstarren und mir dann irgendein peinliches Missgeschick passiert. Magst du mir dabei helfen, in derselben Situation eine andere Fantasie zu entwickeln, die besser ist? Diese darf auch gerne lustig, schräg oder auch sinnlich sein. Je mehr positive Emotionen diese neue Fantasie auslöst, umso besser. Schließlich soll sie ein geeignetes Gegengewicht zu der negativen Fantasie darstellen, die mich bislang ängstlich macht. Übrigens: Ich bin eine 38-jährige Frau und stehe auf andere Frauen.

ChatGPT 4:
Natürlich, ich helfe dir gerne dabei, eine neue und positive Fantasie zu entwickeln! Wie wäre es mit dieser Vorstellung:

Du stehst an der Supermarktkasse, doch statt eines gewöhnlichen Supermarktes bist du die Hauptdarstellerin in einer charmanten und witzigen Sitcom. Die Kassiererin ist eine alte Schulfreundin, die du seit Jahren nicht gesehen hast, und sie ist bekannt für ihren trockenen Humor. Während sie deine Einkäufe über den Scanner zieht, tauscht ihr witzige Anekdoten aus eurer Schulzeit aus und lacht herzlich zusammen. Die anderen Kunden in der Schlange sind Statisten in dieser Szene, die gelegentlich mit einstimmen oder amüsiert lächeln.

Plötzlich bemerkt die Frau hinter dir in der Schlange, dass du versehentlich eine ihrer Avocados eingepackt hast. Sie ist attraktiv, ungefähr in deinem Alter und lächelt dich an. Statt einer peinlichen Situation entwickelt sich ein spielerischer Flirt. Sie macht einen charmanten Witz über die »entführte Avocado« und schlägt vor, dass ihr beide nach dem Einkauf gemeinsam einen Avocadosalat zubereiten könntet. Ihr tauscht Nummern aus, und die Umstehenden schmunzeln über den Flirt, der sich so natürlich und leicht entwickelt hat.

Die Kassiererin zwinkert dir zu und sagt: »Das sieht nach einem vielversprechenden Abend aus!« Du verlässt den Supermarkt mit einem Lächeln und freust dich auf ein neues Abenteuer. Diese Fantasie ist nicht nur humorvoll und entspannt, sondern gibt dir auch das Gefühl, in Kontrolle zu sein und positive Aufmerksamkeit zu genießen, statt von negativen Vorstellungen belastet zu sein.

Wenn diese Fantasie noch nicht ganz passt, hilft ein Klick auf die »Regenerate«-Taste. In unserem Beispielfall liefert die KI binnen Sekunden eine andere Variante.

ChatGPT 4:
Natürlich, ich helfe dir gerne, eine neue, positive Fantasie für deine Supermarktbesuche zu entwickeln!

Stell dir vor, du stehst an der Kasse eines Supermarktes, der eigentlich ein verdeckter Ort für eine geheime Agentin ist – und das bist du! Dein Auftrag ist es, eine seltene und kostbare Zutat zu sichern, die aussieht wie ganz normale Lebensmittel. Während du deine Waren auf das Band legst, fängst du die neugierigen Blicke der anderen Kunden auf. Aber in deiner Fantasie sind das keine normalen Kunden – es sind andere Agenten, die auf derselben Mission sind, oder vielleicht sogar gegnerische Spione.

Du hast jedoch einen Vorteil: deinen charmanten Flirt, eine attraktive Agentin, die sich als Kassiererin tarnt. Jedes Mal, wenn sie einen Artikel scannt, tauscht ihr verschlüsselte Botschaften in Form von Komplimenten und charmanten Blicken aus. Sie lächelt dir zu, und jedes Mal, wenn eure Blicke sich treffen, sprüht ein Funke. Die Spannung steigt, während ihr beide eure geheime Kommunikation fortsetzt, ohne dass die anderen etwas ahnen.

Zum Schluss, nachdem alles eingescannt ist, gibt sie dir einen »Beleg«, der eigentlich eine Nachricht für den nächsten geheimen Treffpunkt ist – vielleicht ein verschwiegenes Café oder ein unauffälliger Park. Du verlässt den Supermarkt nicht nur mit deinen Einkäufen, sondern auch mit dem Kribbeln der Vorfreude auf das nächste geheime Treffen. Deine Mission ist erfolgreich abgeschlossen, und die Blicke der anderen Kunden sind nur Bewunderung für deine Fähigkeiten als Spionin.

Diese Fantasie verwandelt eine alltägliche Situation in ein spannendes Abenteuer voller Geheimnisse und Romantik. Sie ist sowohl humorvoll als auch ein bisschen schräg und sorgt sicher für positive Emotionen!

6.8 Warum positive Lügen besser sind als negative

In der kognitiven Verhaltenstherapie geht es unter anderem darum, Angstpatienten zu verdeutlichen, dass ihre Angst nur ein Produkt ihrer Fantasie ist. Wir am Institut für moderne Psychotherapie wollten es aber nicht bei dieser Erkenntnis belassen. Stattdessen trainieren wir mit unseren Patienten ganz gezielt »Gegenfantasien«, die die Angststörung neuronal regelrecht überschreiben. Aus Sicht der Hirnforschung macht es nämlich kaum einen Unterschied, ob man Situationen real erlebt oder sich diese nur einbildet. Je stärker die Gefühle sind, die durch unsere Gedanken ausgelöst werden, umso tiefer verankert sich auch die Erinnerung daran im Gehirn. Das gilt sowohl für negative als auch für positive Fantasien.

Unser Therapeutenteam hat mittlerweile schon Tausende von Patienten dabei unterstützt, ihre ganz persönliche Gegenfantasie zu entwickeln – eine, die kraftvoll genug ist, um krankhafte Angst und Panikattacken dauerhaft zu beenden. Mitunter litten diese Menschen schon seit Jahren unter Angstzuständen, weil keine der herkömmlichen Therapien bei ihnen Wirkung gezeigt hat.

Warum »normales« Visualisieren oft nicht funktioniert

Machen Sie sich stets bewusst, dass das Gehirn keine Einbahnstraße ist. Wenn Gedanken Sie krank und traurig machen können, dann muss es auch Gedanken geben, die Sie gesund und glücklich machen. Damit der umgekehrte Weg auch funktionieren kann, müssen die neuen Gedanken auf der positiven Seite der Emotionsskala genauso stark sein, wie es die alten auf der negativen Seite waren. Hilfreiche Gegenfantasien dürfen deshalb vor allem lustig, sexy und gerne auch ein bisschen schräg sein. Schon möglich, dass dem einen oder anderen Therapeuten aus Fleisch und Blut hierzu der Mut oder auch die Fantasie fehlt. Ein Chatbot ist hingegen immer nur einen Klick von der nächsten guten Geschichte entfernt.

Die einzige Frage lautet nun, ob Sie schon bereit sind, positive Fantasien ebenso fest in Ihrem Gehirn zu verankern, wie es die negativen bereits sind. Falls ja, dann wäre der beste Weg, dies zu erreichen, die bereits erwähnte 10-Satz-Methode in Kombination mit der 5-Kanal Technik.

Falls nein, wäre mein Tipp: Überprüfen Sie doch mal mit »The Advanced Work Facilitator« aus Kapitel 3.2 folgenden Glaubenssatz: »Die Überwindung einer Angststörung ist schwierig und dauert grundsätzlich lange.«

Kapitel 7: Weitere Anwendungsbeispiele künstlicher Intelligenz

Mit künstlicher Intelligenz zu arbeiten, ist für mich durch die monatelange Recherche für dieses Buch beinahe so normal geworden wie die Benutzung eines Smartphones. Glücklicherweise bin ich recht unempfindlich, was das stundenlange Arbeiten vor Computer- oder Handybildschirmen betrifft. Doch es gibt auch Menschen, bei denen zu viel künstliches Licht, vor allem in den Abendstunden, zu Schlafproblemen führt. Da laut Statista[19] rund 43 Prozent der Deutschen über schlechten Schlaf klagen, ist dies ein gutes Thema, um zu überprüfen, ob eine KI auch hier mit Rat zur Seite stehen kann.

7.1 Schlafstörungen die Grundlage entziehen

Unter Schlafproblemen versteht man sowohl Schlaflosigkeit als auch Probleme beim Ein- oder Durchschlafen. Dabei sollte Schlafmangel keinesfalls auf die leichte Schulter genommen werden. Denn er begünstigt neben Kopfschmerzen und Konzentrationsschwierigkeiten auch nachweislich psychische Probleme wie Depressionen oder Burnout. Die Gründe für Schlafstörungen können vielfältig sein. Neben Ernährungsfehlern spielen Stress, Lärm, zu viel künstliches Licht und auch das Alter eine Rolle. Denn statistisch gesehen leiden ältere Menschen häufiger an Schlafstörungen als jüngere.

Aus früheren Kapiteln wissen Sie ja bereits, dass ChatGPT signifikant bessere Ergebnisse liefert, wenn man sich unter »GPTs erkunden« mithilfe eines englischen Suchbegriffs einen Wissensbot heraussucht, der auf das jeweilige Thema spezialisiert ist. Nachdem ich »sleep disorder« (»Schlafstörung«) eingegeben habe, wird mir unter anderem der Chatbot »Sleep+ Solve Insomnia« angezeigt (also zu Deutsch: »Schlaflosigkeit beheben«). Diesen Custom GPT konfrontiere ich nun mit dem Fall von Sophia.

Sophia:
Hallo, ich heiße Sophia. Bitte hilf mir dabei, meine Schlafprobleme in den Griff zu bekommen.

Custom GPT:
Hallo, Sophia! Ich helfe dir gerne dabei, deine Schlafprobleme zu verbessern. Eine Technik, die oft hilft, ist die Verwendung einer Entspannungsroutine vor dem Schlafengehen. Versuch, jeden Abend zur gleichen Zeit entspannende Aktivitäten wie Lesen oder leichte Dehnübungen zu machen. Hast du schon eine Abendroutine, die dir beim Entspannen hilft?

Sophia:
Nein, ich bin alleinerziehende Mutter einer dreijährigen Tochter. Wenn die Kleine endlich im Bett ist, muss ich all die Hausarbeiten erledigen, die bis dahin liegen geblieben sind. Meist bin ich gegen 22 Uhr damit fertig. Dann schaue ich mir noch eine Folge meiner Lieblingsserie an, um wenigstens irgendwas zu machen, das nur für mich ist. Wenn ich dann so gegen 23:30 Uhr ins Bett gehe, bin ich zwar oft müde, finde aber trotzdem nie sofort in den Schlaf. Oft liege ich dann eine Stunde oder länger wach, und in meinem Kopf kreisen Hunderte von Gedanken.

Custom GPT:
Es klingt, als wäre dein Abend ziemlich vollgepackt und die Zeit für dich selbst sehr begrenzt. Es ist großartig, dass du dir et-

was Zeit nimmst, um zu entspannen, aber das späte Fernsehen könnte deine Schlafprobleme verschlimmern. Vielleicht könntest du versuchen, die Bildschirmzeit durch eine ruhigere Aktivität zu ersetzen wie etwa das Hören einer beruhigenden Podcast-Folge oder leiser Musik, während du dich fertig machst fürs Bett. Dies könnte deinem Gehirn helfen, herunterzukommen und sich auf den Schlaf vorzubereiten. Hast du schon mal überlegt, deine Abendroutine so anzupassen, dass sie schlaffördernder ist?

Sophia:
Darüber nachgedacht habe ich schon, bin aber nicht so der Podcast-Fan. Glaubst du wirklich, dass es nur am Fernsehen liegen kann, dass ich so schlecht schlafe?

Custom GPT:
Das Fernsehen vor dem Schlafengehen ist nicht der einzige Faktor, aber es kann definitiv eine Rolle spielen, besonders wenn helle Bildschirme und stimulierende Inhalte deinen Geist aktiv halten. Eine Alternative könnte sein, sanfte Musik zu hören oder vielleicht ein Buch zu lesen, das nicht zu spannend ist, um deinen Geist zu beruhigen. Auch das Aufschreiben deiner Gedanken in einem Tagebuch kurz vor dem Schlafen könnte helfen, deinen Kopf zu leeren. Wie wäre es, wenn du diese Änderungen für ein paar Nächte ausprobierst und schaust, ob es einen Unterschied macht?

Sophia:
Das kann ich mal versuchen. Wie lange sollte ich das mindestens ausprobieren, um sicherzugehen, ob das hilft oder nicht?

Custom GPT:
Es ist eine gute Idee, die neue Routine mindestens zwei Wochen lang zu versuchen. Das gibt deinem Körper die Chance,

sich an den neuen Rhythmus zu gewöhnen. Manchmal braucht es ein wenig Zeit, bis Veränderungen in den Schlafgewohnheiten spürbar werden. Wie klingt das für dich? Möchtest du noch andere Tipps oder Informationen, wie du deine Schlafqualität verbessern kannst?

Sophia:
Ja, gib mir gerne noch weitere Tipps.

Custom GPT:
Gerne, Sophia! Eine weitere effektive Methode ist das Progressive Muskelentspannen. Dabei spannst du gezielt einzelne Muskelgruppen für einige Sekunden an und entspannst sie dann wieder. Das hilft, körperliche Anspannungen abzubauen, die oft unbewusst den Schlaf stören. Du könntest auch versuchen, deinen Schlafraum optimal zu gestalten: Eine kühle, ruhige und dunkle Umgebung fördert den Schlaf. Überprüfe, ob deine Matratze und dein Kissen komfortabel sind und deine Schlafposition unterstützen. Wie ist dein Schlafzimmer derzeit eingerichtet? Gibt es Verbesserungen, die du vornehmen könntest?

Sophia:
Mein Schlafzimmer ist prima, wie es ist. Gibt es auch irgendwelche Dinge, die ich beim Essen beachten sollte?

Custom GPT:
Ja, definitiv! Es ist ratsam, schwere oder große Mahlzeiten in den Stunden vor dem Schlafengehen zu vermeiden, da diese den Körper belasten und das Einschlafen erschweren können. Versuch, dein Abendessen mindestens zwei bis drei Stunden vor dem Schlafengehen zu beenden. Auch Koffein und Alkohol können deinen Schlaf negativ beeinflussen, also solltest du sie am Abend meiden.

Ein leichter Snack, der eine Kombination aus Kohlenhydraten und einem Protein oder einem gesunden Fett enthält, kann hingegen hilfreich sein. Zum Beispiel könnte ein kleiner Teller mit Vollkorncrackern und Käse oder eine Banane mit einem Teelöffel Erdnussbutter dir helfen, durchzuschlafen, ohne zu schwer im Magen zu liegen. Wie sieht dein Essverhalten am Abend aus? Gibt es etwas, das du vielleicht anpassen möchtest?

Sophia:
Ich esse abends eher wenig. Aber ich trinke beim Fernsehen gerne ein Glas Rotwein. Das hilft mir, runterzukommen.

Custom GPT:
Ein Glas Rotwein kann in der Tat helfen, sich zu entspannen, aber es kann auch den Schlafzyklus stören, insbesondere die Qualität des REM-Schlafs, der für die Erholung wichtig ist. Vielleicht könntest du versuchen, den Wein früher am Abend zu genießen oder einige Tage auf das Glas Wein zu verzichten, um zu sehen, ob sich dein Schlaf verbessert. Als Alternative könnte ein warmes Getränk wie Kräutertee, besonders Sorten wie Kamille oder Baldrian, eine beruhigende Wirkung haben. Wäre das etwas, das du ausprobieren würdest?

Sophia:
Ich bin inzwischen bereit, fast alles auszuprobieren, um endlich wieder vernünftig zu schlafen. Eine Sache habe ich dir auch noch gar nicht erzählt. Ich habe immer das Gefühl, nicht richtig tief schlafen zu dürfen, weil ich sonst vielleicht nicht mitbekomme, wenn was mit meinem Kind nicht stimmt.

Custom GPT:
Das ist ein sehr verständliches Gefühl, besonders als alleinerziehende Mutter. Es könnte hilfreich sein, einige Sicherheits-

vorkehrungen zu treffen, die dir das Gefühl geben, dass du alarmiert wirst, falls wirklich etwas sein sollte, aber dir auch erlauben, ruhiger zu schlafen. Ein Babyfon oder ein ähnliches Überwachungssystem könnte dir das nötige Gefühl von Sicherheit geben. Außerdem könntest du Entspannungstechniken speziell zur Reduktion von Angst und Überwachungsstress ausprobieren, wie etwa geführte Meditationen, die darauf abzielen, Vertrauen in die Sicherheit deiner Umgebung zu entwickeln. Könnte das eine Option für dich sein, um ruhiger zu schlafen?

Sophia:
Ich habe ein Babyfon, aber ich habe mittlerweile das Gefühl, dass mich das zusätzlich vom Schlafen abhält, weil ich auf jedes kleine Geräusch achte.

Custom GPT:
Das ist eine Herausforderung, die viele Eltern nachvollziehen können. Vielleicht wäre es eine gute Idee, die Empfindlichkeit des Babyfons so anzupassen, dass es nur bei deutlicheren Geräuschen reagiert. Auf diese Weise würdest du nicht bei jedem kleinen Rascheln geweckt, aber sicher sein können, dass du informiert wirst, wenn wirklich etwas Wichtiges passiert.

Zusätzlich könnte es helfen, vor dem Schlafengehen eine beruhigende Routine einzuführen, die auch deine Sorgen adressiert, wie zum Beispiel eine kurze Meditation, bei der du dir bewusst machst, dass dein Kind sicher ist und du deshalb beruhigt schlafen kannst. Wie klingt das für dich? Möchtest du vielleicht noch spezifischere Vorschläge zu Entspannungstechniken erhalten?

Sophia:
Nein, danke. Eine andere Empfindlichkeit einzustellen, ist ein guter Punkt. Ich werde all deine Tipps berücksichtigen und

mich in ein paar Wochen erneut melden. Vielen Dank für deinen Rat.

Custom GPT:
Sehr gerne, Sophia! Ich freue mich, dass du die Tipps ausprobieren möchtest, und ich hoffe sehr, dass sie dir helfen werden, besser zu schlafen. Ich bin jederzeit hier, wenn du weitere Unterstützung brauchst oder deine Erfahrungen teilen möchtest. Gute Nacht und viel Erfolg!

Die Ratschläge, die der Chatbot hier liefert, sind durchweg gut und entsprechen weitestgehend den Tipps, die auch menschliche Therapeuten ihren Klienten gegeben hätten. Was mir jedoch fehlt, ist ein tiefergehender Blick. Weder fragt die KI, warum Sophia alleinerziehend ist, noch wie das familiäre Umfeld aussieht. Auch fehlen Informationen darüber, ob es einen Kindergartenplatz gibt, welcher Arbeit Sophia nachgeht und wie das Verhältnis zum Vater des Kindes ist. Auch worüber sie grübelt, wenn sie nachts wach liegt, scheint den Chatbot nicht zu interessieren.

An diesem Beispiel wird noch einmal sehr deutlich, dass ein Chatbot nur dann gut arbeiten kann, wenn er über genügend Informationen verfügt. Doch selbst wenn Sophia der KI all die oben genannten Informationen gegeben hätte, wäre der Chatbot trotzdem nicht von selbst auf die Idee gekommen zu hinterfragen, welche Glaubenssätze Sophia bezüglich ihrer Rolle als Mutter hat. Für einen menschlichen Therapeuten wären diese Informationen essenziell. Einer KI müssen Sie hingegen selbst auf die Sprünge helfen.

Sie auf diese Diskrepanz aufmerksam zu machen, ist eines der Hauptziele dieses Buches. Denn Fakt ist: Wie gut eine KI sich als Therapeut macht, hängt maßgeblich von der Qualität Ihrer Prompts ab. Weswegen wir in Kapitel 8 auch noch einmal ausführlich auf dieses Thema eingehen werden. Zuvor wollen wir aber an einem weiteren Themenkomplex, der jährlich Millionen von Menschen betrifft, testen, wie gut sich eine KI hier schlägt.

7.2 Plötzlich allein: Trauerhilfe per KI

Im Jahr 2022 sind in Deutschland laut Angaben des Statistischen Bundesamtes[20] 1,06 Millionen Menschen gestorben. Das sind durchschnittlich 2900 Todesfälle pro Tag. Oft müssen Hinterbliebene mit ihrer Trauer allein zurechtkommen, weil nicht immer jemand da sein kann, wenn einen der Schmerz gerade übermannt. Trauer ist nämlich kein linearer Prozess, sondern kommt über Monate hinweg in Wellen. Wäre es nicht schön, wenn künstliche Intelligenz auch hier ihren Beitrag leisten könnte?

Um zu testen, inwieweit das bereits möglich ist, gebe ich bei »GPTs erkunden« das Wort »grief« ein, also den englischen Begriff für Trauer. Aus den angebotenen Custom GPTs wähle ich den »Grief Support Assistant« und tippe folgenden Text ein:

Mein Mann ist vor drei Wochen überraschend an einem Herzinfarkt gestorben. Ich vermisse ihn so sehr und fühle mich unendlich traurig und leer. Bitte hilf mir durch diese schwere Zeit. Verhalte dich dabei wie ein einfühlsamer Therapeut und arbeite mit mir, ohne deine einzelnen Schritte zu benennen und ohne genau zu erklären, was du tust. Gib mir mit jeder deiner Antworten bitte immer nur einen einzigen Rat. Ich bin nämlich sehr erschöpft und könnte mich ansonsten schnell überfordert fühlen.

Custom GPT:
Es tut mir sehr leid zu hören, dass du deinen Mann verloren hast. Es ist völlig normal, dass du dich traurig und leer fühlst. Ein sanfter Schritt, den du in Betracht ziehen könntest, ist, dir

jeden Tag Zeit zu nehmen, um in Ruhe über deine gemeinsamen Momente nachzudenken oder sie aufzuschreiben. Dies kann ein kleines Ritual sein, wie das Anzünden einer Kerze zu seiner Erinnerung, während du dich auf die schönen Erinnerungen konzentrierst, die ihr geteilt habt. Dies hilft oft, die Verbindung auf eine liebevolle und friedliche Weise zu ehren.

Trauernde:
Glaubst du wirklich, dass das Aufschreiben es besser macht? Ich denke unentwegt an ihn, und jeder kleine Winkel unserer gemeinsamen Wohnung erinnert mich an Situationen, die wir gemeinsam erlebt haben. Das tut oft so weh.

Custom GPT:
Es klingt, als wäre deine Trauer sehr präsent und schmerzhaft, und das ist eine ganz natürliche Reaktion auf so einen tiefen Verlust. Das Aufschreiben ist nicht für jeden hilfreich, und das ist in Ordnung. Es könnte eine andere Form der Auseinandersetzung geben, die dir mehr entspricht. Vielleicht wäre es eine Möglichkeit, einen Ort aufzusuchen, der nicht so stark mit gemeinsamen Erinnerungen verbunden ist. Ein Spaziergang in der Natur oder ein Besuch in einem Café oder Park, den ihr selten oder nie zusammen besucht habt, könnte dir etwas Raum geben, um zu atmen und nur für dich zu sein. Manchmal hilft ein kleiner Wechsel der Umgebung dabei, die eigenen Gefühle aus einer neuen Perspektive zu betrachten.

Trauernde:
Das fühlt sich irgendwie wie Verrat an. Wir haben es früher geliebt, gemeinsam neue Orte zu entdecken. Die Freude bestand ja auch darin, neue Entdeckungen zu teilen. Mal hat er ein Eichhörnchen in den Bäumen entdeckt, mal ich eine schöne Blume. Wir sind in über 40 Jahren Ehe einfach sehr zusammengewachsen.

Custom GPT:
Es ist vollkommen verständlich, dass du dich so fühlst, als würde es den gemeinsamen Erlebnissen und eurer Verbindung nicht gerecht, wenn du allein neue Orte entdeckst. Die Tiefe eurer gemeinsamen Jahre und Erfahrungen ist etwas sehr Besonderes und kann nicht einfach beiseitegeschoben werden.

Eine Möglichkeit könnte sein, diese neuen Erfahrungen als eine Art Tribut an eure gemeinsame Liebe zu betrachten. Du könntest versuchen, bei deinen Ausflügen in Gedanken mit ihm zu sprechen, ihm von deinen Entdeckungen zu erzählen, als wäre er bei dir. Das kann eine schöne Art sein, seine Erinnerung lebendig zu halten und gleichzeitig Raum für deine eigene Heilung zu schaffen. Manchmal finden Menschen in solchen Momenten Trost, indem sie fühlen, dass ihre Liebsten in gewisser Weise immer noch bei ihnen sind.

Trauernde:
Da sprichst du ein wichtiges Thema an. Mein Mann war Atheist, während ich immer der Überzeugung war, dass da mehr sein muss. Wie kann ich mir vorstellen, dass seine Seele mich noch begleitet, wenn er doch derartige Gedanken weit von sich gewiesen hat?

Custom GPT:
Das ist eine tiefgründige Frage, die viele Menschen beschäftigt, wenn ihre Überzeugungen über das Leben nach dem Tod nicht übereinstimmen. Es ist wichtig zu erkennen, dass deine eigene Trauer und deine Vorstellungen von einer fortwährenden Verbindung eine persönliche Erfahrung darstellen, die dir Trost spenden kann, selbst wenn sie nicht den Überzeugungen deines Mannes entsprach.

Vielleicht könntest du seine Anwesenheit in einer Weise ehren, die sowohl deinen Glauben respektiert als auch seine Überzeugungen. Du könntest zum Beispiel seine Liebe zur Natur, seinen Humor oder seine Leidenschaften als lebendige Erinnerungen in deinem Herzen tragen. Wenn du zum Beispiel eine schöne Blume oder ein Eichhörnchen siehst, könntest du diese Momente als symbolische Verbindungen zu den gemeinsamen Zeiten interpretieren, die ihr genossen habt. So bleibt er in deinen Gedanken und deinem Herzen präsent, ohne dass es notwendig ist, seine atheistischen Ansichten zu übergehen. Dieser Respekt für seine Überzeugungen kann dir vielleicht dabei helfen, deine eigenen Vorstellungen von Verbundenheit und Fortbestand zu finden und zu pflegen.

Trauernde:
Ja, vielleicht gelingt mir das. Auch wenn es sich gerade nicht so anfühlt. Ich danke dir auf jeden Fall für deine aufbauenden Worte.

Custom GPT:
Es ist ganz natürlich, dass es sich manchmal schwierig anfühlt, und es ist in Ordnung, diesen Gefühlen Raum zu geben. Du machst einen mutigen Schritt nach dem anderen, und das ist bewundernswert. Ich danke dir für dein Vertrauen und ich bin hier, wann immer du Unterstützung brauchst oder einfach nur reden möchtest. Ich wünsche dir viel Kraft auf deinem Weg.

Die behutsame und empathische Art, mit der die KI hier agiert, finde ich durchaus bemerkenswert. Oft ist es genau das, was trauernde Menschen brauchen: Jemand, der zuhört und nachempfinden kann, wie schmerzhaft es ist, einen geliebten Menschen zu verlieren. Bei Betroffenen, die wenig soziale Kontakte haben, können Chatbots so eine Betreuungslücke schließen, die unter anderem aufgrund des demografischen Wandels immer größer wird.

Wie viel Trauer ist normal?

Die Trauer um einen geliebten Menschen ist eine völlig gesunde und wichtige Reaktion. Erst wenn wir ausreichend Trauerarbeit geleistet haben, kann unsere Psyche den Verlust so akzeptieren, dass wir auch in der Lage sind, unseren alltäglichen Aufgaben wieder unbelastet nachzugehen. Wie lange dieser Prozess dauert, ist von Mensch zu Mensch verschieden. Galt ein Trauerjahr früher noch als angemessen, spricht man heute schon von krankhafter Trauer, wenn der Schmerz länger als sechs Monate andauert. Doch wer maßt sich an, so etwas festzulegen? Hängt das nicht vielmehr davon ab, wie sehr wir mit jemandem emotional verbunden waren? Eine große Rolle spielt auch, ob es den Hinterbliebenen gelingt, wieder neue Ziele im Leben auszumachen. Menschen, die schon keine Ziele mehr hatten, bevor ein geliebter Mensch verstorben ist, tun sich nach so einem Verlust besonders schwer, wieder in ein normales Leben zurückzufinden. Ob KI hier ebenfalls unterstützend wirken kann, schauen wir uns als Nächstes an.

7.3 Endlich wieder Lust auf neue Ziele

Wer meine Bücher kennt, weiß, wie wichtig die »richtige« Zielsetzung für unsere Gesundheit sein kann. Und das sowohl psychisch als auch körperlich. Wie schon in Kapitel 6.3 erwähnt, ändern Menschen nur etwas in ihrem Leben, wenn entweder die Schmerzen groß genug sind oder die Ziele. Dass die zweite Variante die bessere ist, versteht sich hoffentlich von selbst. Dennoch wird die erste häufiger gewählt – wobei ich das Wort »gewählt« ganz bewusst verwende. Denn wer außer uns selbst entscheidet, ob etwas schon schmerzhaft genug ist oder noch nicht? Solange Menschen keine klare Vorstellung davon haben, wie ihr Leben idealerweise aussehen sollte, neigen sie dazu, sich den Status quo schönzureden und die persönliche Schmerzgrenze immer weiter nach hinten zu verschieben.

Nehmen wir zum Beispiel Charlotte, eine 29-jährige Grafikdesignerin, die schon eine Reihe von gescheiterten Beziehungen hinter sich hat. Irgendwie schafft sie es immer wieder, Partner anzuziehen, die nicht gut für sie sind – Männer, die unzuverlässig, untreu oder emotional nicht verfügbar sind. Trotz ihrer offenen und kreativen Persönlichkeit findet Charlotte sich regelmäßig in Beziehungsmustern wieder, die ihr Selbstwertgefühl untergraben und sie unglücklich machen.

Nach einer besonders schmerzhaften Trennung kommt Charlotte auf die Idee, die Wahl ihrer Partner einmal grundsätzlich zu hinterfragen. Immerhin sagen Freundinnen ihr schon länger, dass sie sich jedes Mal zielsicher die Falschen raussucht. Was Männer betrifft, scheint Charlotte sich nicht über ihre eigenen Ziele im Klaren zu sein. Eines Abends, während sie in ihrem Wohnzimmer gemütlich bei einer Tasse Tee sitzt, nimmt Charlotte spontan ihr Smartphone zur Hand und wendet sich an ChatGPT.

Charlotte:
Hey, ChatGPT, ich habe festgestellt, dass ich regelmäßig in Beziehungen lande, die mich unglücklich machen. Ich verliebe mich immer wieder in Männer, die am Ende nicht gut für mich sind. Warum ist das so, und was kann ich machen, um diese Muster zu durchbrechen? Ich möchte wirklich lernen, bessere Entscheidungen diesbezüglich zu treffen. Kannst du mir helfen? Bitte arbeite mit mir wie eine Paartherapeutin und führe mich Schritt für Schritt dahin, dass ich künftig weiß, worauf ich achten muss. Überfrachte mich auch nicht mit Tipps, sondern lass uns bitte immer einen Punkt nach dem anderen im Gespräch beleuchten.

ChatGPT 4:
Hallo! Es ist großartig, dass du bereit bist, an deinen Beziehungsmustern zu arbeiten. Wir können Schritt für Schritt vorgehen, um zu verstehen, was bisher passiert ist, und um neue, gesündere Wege für zukünftige Beziehungen zu erkunden. Fangen wir damit an, dass wir ein bisschen darüber sprechen, was du an diesen Männern anziehend findest, die sich später als nicht gut für dich herausstellen. Könntest du mir beschreiben, was diese Männer oft gemeinsam haben? Denk dabei an Verhaltensweisen, Charakterzüge oder auch die Art der Anziehung, die du verspürst.

Charlotte:
Hm, wenn ich ehrlich bin, sind die Männer, in die ich mich verliebe, meist sehr charismatisch und selbstsicher. Am Anfang finde ich das superanziehend, weil sie so eine starke Präsenz haben und wissen, was sie wollen. Aber nach einer Weile merke ich, dass diese Selbstsicherheit oft in Egoismus übergeht und sie nicht wirklich auf meine Bedürfnisse eingehen. Sie können auch ziemlich dominant sein, was anfangs faszinierend wirkt, später aber eher zu Konflikten führt, weil ich dann das Gefühl habe, dass meine eigene Meinung und meine Gefühle immer unwichtiger werden. Ich fürchte, ich ziehe immer denselben Typ Mann an. Vor allem solche, die mir am Ende nicht guttun.

ChatGPT 4:
Danke für deine Offenheit. Es ist ein wichtiger Schritt, zu erkennen, welche Eigenschaften du anziehend findest und wie sie sich in der Beziehung entwickeln können. Der nächste Schritt könnte darin bestehen, zu erforschen, warum du dich zu solchen charismatischen und selbstsicheren Männern hingezogen fühlst. Manchmal reflektieren unsere Anziehungsmuster unbewusste Bedürfnisse oder Werte, die wir haben.

Um das besser zu verstehen, könnten wir folgende Fragen betrachten:

- Gibt es Eigenschaften oder Erfahrungen in deiner Vergangenheit, die dich vielleicht dazu bringen, starke und dominante Partner zu suchen?

- Wie fühlst du dich in Phasen, wenn du allein bist oder keine romantische Beziehung hast? Suchst du in einer Beziehung vielleicht nach einem Gefühl von Sicherheit oder Bestätigung?

- Indem wir diese Fragen erkunden, können wir vielleicht verstehen, was hinter deinem Anziehungsmuster steckt. Was denkst du dazu?

Charlotte:
Das sind gute Fragen, aber ich bin mir nicht sicher, ob ich alle Antworten darauf habe. Wahrscheinlich fühle ich mich zu selbstsicheren Männern hingezogen, weil ich selbst oft unsicher bin? Vielleicht suche ich bei ihnen die Stärke, die mir selbst manchmal fehlt. Wenn ich allein bin, fühle ich mich oft einsam und unvollständig, als ob mir etwas Wichtiges fehlt. Vielleicht erhoffe ich mir ja, dass eine Beziehung das füllen kann, was in meinem Leben fehlt? Ich glaube, dass ich in Beziehungen nach Sicherheit und Bestätigung suche. Es wäre wirklich hilfreich, eine Anleitung zu haben, wie ich das ändern kann. Vermutlich bräuchte ich so was wie einen Steckbrief, eine Art Traummann-Liste, damit ich weiß, worauf ich achten muss, um nicht immer wieder auf die gleichen Typen hereinzufallen. Allerdings weiß ich gar nicht so recht, was alles auf dieser Liste draufstehen sollte. Kannst du mir vielleicht dabei helfen?

ChatGPT 4:
Das klingt nach einem sehr sinnvollen Ansatz! Eine Art »Steckbrief« oder Liste der Eigenschaften, die du in einem Partner suchst, kann dir helfen, bewusster zu wählen und Muster zu durchbrechen, die dich nicht glücklich machen. Wir können zusammen eine Liste erstellen, die nicht nur auf äußere Merkmale oder das erste Erscheinungsbild eingeht, sondern auch tiefergehende, persönliche Eigenschaften umfasst, die für eine gesunde und erfüllende Beziehung wichtig sind.

Hier sind einige Kategorien, die wir für deinen »Steckbrief« in Betracht ziehen könnten:

- **Werte und Überzeugungen:** Welche Grundwerte sind dir in einer Beziehung wichtig (zum Beispiel Ehrlichkeit, Loyalität, Respekt)?

- **Kommunikationsstil:** Wie sollte dein Partner kommunizieren? Wünschst du dir offene, ehrliche und unterstützende Gespräche?

- **Beziehungsziele:** Welche Ziele und Wünsche hast du für eine Beziehung? Sollte dein Partner ähnliche Ziele verfolgen?

- **Persönliche Interessen und Lebensstil:** Wie wichtig ist es dir, dass ihr gemeinsame Interessen habt oder ein ähnlicher Lebensstil geführt wird?

- **Emotionale Verfügbarkeit:** Wie wichtig ist dir emotionale Offenheit und Unterstützung durch deinen Partner?

Denk über diese Kategorien nach und versuch, konkrete Eigenschaften oder Verhaltensweisen zu formulieren, die du dir von einem Partner wünschst. Du kannst auch darüber nachdenken, welche »roten Flaggen« oder Warnzeichen du in Zukunft eher meiden möchtest.

Wie sieht es aus, möchtest du mit einer dieser Kategorien beginnen, oder gibt es eine andere, die dir besonders am Herzen liegt?

Charlotte:
O ja, das klingt nach einem guten Plan. Lass uns bitte alles einzeln und in Ruhe durchgehen. Wobei ich zum Beziehungsstil kein klares Bild habe. Kannst du mir da auf die Sprünge helfen? Wahrscheinlich wäre das auch wichtig, um No-Gos zu definieren.

ChatGPT 4:
Natürlich! Der Beziehungsstil bezieht sich darauf, wie zwei Menschen miteinander interagieren, Konflikte lösen und wie sie Nähe und Distanz in ihrer Beziehung handhaben. Es ist definitiv wichtig, dies zu bedenken, da es großen Einfluss darauf hat, wie harmonisch und nachhaltig eine Beziehung sein kann.

Hier sind ein paar Aspekte, die du bezüglich des Beziehungsstils berücksichtigen könntest:

- **Konfliktlösung:** Wie geht dein Partner mit Meinungsverschiedenheiten um? Ist er in der Lage, auf konstruktive Weise zu diskutieren, ohne verletzend oder aggressiv zu sein? Wichtig ist auch, ob er bereit ist, Kompromisse zu finden und Probleme gemeinsam zu lösen.

- **Unterstützung und Teamwork:** Siehst du deinen Partner als jemanden, der dich in deinen Bestrebungen unterstützt und mit dir als Team agiert? Es geht darum, ob er bereit ist, dir zur Seite zu stehen und gemeinsame Ziele zu verfolgen.

- **Nähe und Distanz:** Wie gestaltet sich das Bedürfnis nach Nähe und persönlichem Raum? Manche Menschen brauchen mehr Unabhängigkeit in einer Beziehung, während andere mehr Nähe und gemeinsame Zeit bevorzugen. Es ist wichtig, dass deine und seine Bedürfnisse hier nicht zu weit auseinanderliegen.

- **Kommunikation:** Wie offen und ehrlich kannst du mit deinem Partner sprechen? Eine gesunde Kommunikation beinhaltet, dass man sich gegenseitig zuhört, Verständnis zeigt und seine Gefühle ohne Angst ausdrücken kann.

- **Emotionale Intelligenz:** Kann dein Partner seine eigenen Gefühle verstehen und angemessen darauf reagieren? Kann er auch deine Gefühle wahrnehmen und darauf eingehen?

Diese Punkte können dir helfen, ein klareres Bild davon zu bekommen, was du dir von einem Beziehungsstil wünschst und welche Verhaltensweisen oder Muster für dich nicht akzeptabel sind. Welcher dieser Aspekte spricht dich am meisten an, oder gibt es andere Punkte, über die du mehr sprechen möchtest?

Charlotte:
Wow, das ist ganz schön viel auf einmal, und ehrlich gesagt habe ich noch nie so detailliert über Beziehungsstile nachgedacht. Es fühlt sich ein bisschen überwältigend an, weil ich mir nie wirklich klare Gedanken darüber gemacht habe, was ich in einer Beziehung brauche oder erwarte. Ich glaube, das könnte ein Grund sein, warum ich oft in Beziehungen lande, die nicht gut für mich sind. Ich habe einfach Chancen ergriffen und mich darauf eingelassen, ohne wirklich zu überlegen, was ich langfristig brauche. Von den Punkten, die du genannt hast, interessiert mich besonders die Kommunikation. Ich denke, ich brauche jemanden,

mit dem ich offen reden kann und der mich auch wirklich versteht. Kannst du mir zeigen, worauf ich achten muss, um jemanden zu finden, der so einen Kommunikationsstil hat? Ich würde auch gerne lernen, wie ich meine eigenen Bedürfnisse besser ausdrücken kann. Und woran erkenne ich, ob mein Gegenüber auch wirklich auf mich eingeht oder nur so tut? Kannst du bitte im weiteren Verlauf wieder darauf achten, mir immer nur einen Aspekt oder eine Frage zu geben?

ChatGPT 4:
Absolut, das machen wir Schritt für Schritt. Es ist wirklich wichtig, dass du dich in deiner Kommunikation wohlfühlst und verstanden wirst. Die Fähigkeit, offen und klar zu kommunizieren, ist eine grundlegende Säule für jede gesunde Beziehung. Wir können hiermit anfangen:

Lernen, eigene Bedürfnisse klar auszudrücken

- **Erkenne deine Bedürfnisse:** Nimm dir regelmäßig Zeit, über deine Gefühle und Bedürfnisse nachzudenken. Das kann durch Journaling, Meditation oder einfach durch ruhiges Nachdenken geschehen. Wenn du dir klarer darüber bist, was du fühlst und brauchst, wird es einfacher, dies anderen mitzuteilen.

- **Klare Kommunikation üben:** Formuliere deine Gedanken und Gefühle so klar und direkt wie möglich. Vermeide vage Aussagen oder das Hoffen darauf, dass der Partner deine Gedanken lesen kann. Zum Beispiel statt zu sagen: »Du achtest nie auf mich«, könntest du sagen: »Ich fühle mich manchmal vernachlässigt, wenn wir lange nicht ungestört reden können. Können wir feste

Zeiten einplanen, in denen wir uns aufeinander konzentrieren?«

- **Feedback geben und empfangen:** Eine offene Kommunikation beinhaltet auch, Feedback zu geben und zu empfangen. Ermutige deinen Partner, ebenfalls offen zu sein, und zeig dich empfänglich für sein Feedback, ohne defensiv zu werden.

- **Aktives Zuhören:** Achte darauf, wirklich zuzuhören, wenn dein Partner spricht, ohne sofort mit Lösungen oder Bewertungen zu reagieren. Zeig durch deine Körpersprache und verbale Bestätigungen, dass du aufmerksam bist.

Das sind grundlegende Schritte, um deine Kommunikationsfähigkeiten zu verbessern. Möchtest du über eines dieser Themen mehr erfahren, oder gibt es einen bestimmten Punkt, den du praktisch umsetzen möchtest?

Wir unterbrechen den Chatverlauf an dieser Stelle, denn bereits jetzt ist klar, wie gut der Chatbot hier seinen Job erledigt. Stück für Stück werden die Kriterien erarbeitet, auf die Charlotte bei ihrem nächsten Partner achten sollte. Führt die junge Frau diesen Beratungsprozess fort, wird sie schon bald ein klares Bild vor Augen haben, welcher Mann wirklich zu ihr passt und welcher nicht. Diese Art der positiven Zielformulierung führt ganz automatisch dazu, dass sie keine Zeit mehr mit »faulen Kompromissen« verschwendet, sondern künftig nur noch Männern eine Chance gibt, mit denen tatsächlich eine glückliche Beziehung möglich ist.

Wenn es um das bessere Definieren neuer Ziele geht, beschränkt sich die Hilfe einer KI übrigens nicht nur auf die Partnersuche. Mit derselben Vorgehensweise können Sie sich von einem Chatbot auch in anderen Zusammenhängen helfen lassen. Und die eigenen Ziele klar vor Augen zu haben, hat gleich mehrere Vorteile. Zum einen wird es wesentlich wahrscheinlicher, dass Sie Ihre Träume realisieren können, weil klarere Ziele für deutlich mehr Motivation sorgen. Zum anderen unterstützt Sie der intensive Fokus auf erstrebenswerte Ziele dabei, alte Verletzungen und sogar traumatische Erfahrungen besser zu verarbeiten.

Wie bereits in Kapitel 5.3 erwähnt, heißt eine neurowissenschaftliche Grundregel »Use it or lose it«. Gemeint ist damit, dass wir sowohl Erinnerungen als auch Fähigkeiten verlieren, die nicht regelmäßig abgerufen werden. Wer seine Zeit damit verbringt, über vergangenes Leid nachzudenken, macht genau das Gegenteil. Er trainiert sein Gehirn regelrecht, all diese Dinge noch besser in Erinnerung zu behalten. Die Fähigkeit hingegen, sich auf all das zu freuen, was noch vor einem liegt, wird neuronal mehr und mehr abgebaut, weil solches Gedankengut kaum noch existiert und auch nicht bewusst antrainiert wird. Deshalb gilt:

Je mehr wir uns auf das freuen,
was in der Zukunft liegt, desto weniger belasten
uns die Schatten der Vergangenheit.

Doch zurück zu unserem KI-Therapeuten. Nach all dem Lob möchte ich noch einmal auf einen Schwachpunkt hinweisen, den ChatGPT regelmäßig aufweist: Die KI neigt dazu, immer mehrere Tipps oder Aspekte hintereinander aufzuzählen, selbst wenn sie darum gebeten wurde, dies nicht zu tun. Wenn es Ihnen jedoch gelingt, diesen Makel zu ignorieren, finden Sie in einer KI einen kompetenten und empathischen Therapeuten für jede Lebenslage. Vor allem dann, wenn Sie ein paar der Prompts verwenden, die im nächsten Kapitel auf uns warten.

Kapitel 8: Wie Sie Ihren KI-Therapeuten optimal nutzen

Im Verlauf dieses Buches habe ich Ihnen bereits eine Reihe von Prompts gezeigt, mit denen Sie das Beste aus einem KI-Therapeuten herausholen können. Um Ihnen das Suchen zu ersparen, habe ich alle Prompts sowie viele weitere Formulierungen, die ebenfalls hilfreich sein können, in diesem Kapitel zusammengefasst. Wer keine Lust hat, selbst zu tippen, kann die entsprechenden Textstellen auch direkt von unserer Website kopieren und ins Textfenster der KI seiner Wahl einfügen – gehen Sie dazu einfach auf: www.Institut-moderne-Psychotherapie.de/KI-Therapie.

8.1 Die besten Prompts, unterteilt nach Kategorien

Wie wir von einer KI angesprochen werden wollen, kann von Fall zu Fall variieren. Mal soll der Gesprächsverlauf so natürlich wie möglich sein, ein anderes Mal wünschen wir uns vielleicht, dass die KI so mit uns spricht wie eines unserer Vorbilder. Wenn es sich dabei um eine Person des öffentlichen Lebens handelt, besteht durchaus die Chance, dass der Chatbot sowohl die Ansichten als auch den Sprachstil weitgehend übernimmt. Und wer würde nicht gerne mal Tony Robbins, Dr. Joe Dispenza oder auch die großartige und leider viel zu früh verstorbene Vera F. Birkenbihl um Rat fragen?

Für die, denen persönliches Wachstum besonders wichtig ist, besteht zudem die Möglichkeit, die KI anzuweisen, ein wenig von ihrer Höflichkeit abzulassen und stattdessen Fragen zu stellen, die wirklich ans Eingemachte gehen. Inwieweit das funktioniert, werden wir später noch anhand eines Beispiels demonstrieren.

Prompts für eine natürlichere Gesprächsführung

Um einen Chatbot dazu zu bringen, ein möglichst natürliches Gespräch zu führen, ist es sinnvoll, ihm zunächst mitzuteilen, wobei Sie Hilfe benötigen. Fügen Sie anschließend noch eine der folgenden Formulierungen hinzu, um zu vermeiden, dass die KI Sie mit zu vielen Fragen oder Lösungsvorschlägen überfordert:

- Bitte arbeite mit mir wie ein einfühlsamer Therapeut und stell mir in jeder deiner Antworten immer nur eine Frage oder Aufgabe.

- Nutze dazu bitte die Methoden aus folgenden Therapieschulen: (hier die gewünschten Therapierichtungen eingeben, wie zum Beispiel kognitive Verhaltenstherapie oder auch provokative Therapie nach Frank Farrelly).

- Bitte arbeite mit mir wie ein guter Freund. Stell immer nur eine Frage nach der anderen und gib mir auch jeweils nur einen Tipp nach dem anderen.

- Verhalte dich wie ein einfühlsamer Therapeut und arbeite mit mir, ohne deine einzelnen Schritte zu benennen und ohne genau zu erklären, was du tust. Gib mir mit jeder deiner Antworten bitte immer nur eine einzige Frage oder Aufgabe.

- Bitte sei mein Coach und führe mich Schritt für Schritt dahin, dass ich künftig weiß, worauf ich achten muss. Überfrachte mich auch nicht mit Tipps, sondern lass uns bitte immer einen Punkt nach dem anderen im Gespräch beleuchten.

- Ich schätze überdies eine humorvolle Unterhaltung, falls du dich dazu in der Lage siehst.

Vor allem der letzte Satz hat es in sich. Denn tatsächlich kann es sehr hilfreich sein, den Chatbot ein wenig herauszufordern. In solchen Situationen reagiert er nämlich meist überraschend menschlich. Fast so, als wollte er unbedingt beweisen, wozu er in der Lage ist.

Prompts für einen personalisierten Gesprächsstil

Mit den richtigen Prompts können Sie Ihren KI-Therapeuten auch dazu bewegen, sich sprachlich an ein real existierendes Vorbild anzulehnen. Je bekannter die Person ist, an der sich eine KI während des Gesprächs orientieren soll, umso größer ist die Wahrscheinlichkeit, dass es dem Chatbot gelingt, diese sprachlich zu imitieren. Sehen wir uns hierzu drei Beispielformulierungen samt Ergebnis an, um zu testen, wie gut es ChatGPT 4 gelingt, in die jeweilige Rolle zu schlüpfen.

Beispiel 1:
Hallo, ChatGPT. Ich kann mich seit Wochen nicht dazu aufraffen, ins Fitnessstudio zu gehen. Bitte tu so, als wärst du Tony Robbins, und motiviere mich in seinem Sprachstil.

ChatGPT 4:
Hallo! Ich bin Tony Robbins und ich bin hier, um dir zu helfen, wieder ins Fitnessstudio zu gehen und dein volles Potenzial auszuschöpfen. Du hast bereits den ersten entscheidenden Schritt gemacht, indem du um Hilfe gebeten hast. Das zeigt, dass du bereit bist, in Aktion zu treten!

Lass uns damit beginnen, deine innere Motivation zu wecken. Stell dir vor, wie es sich anfühlt, deine Fitnessziele zu erreichen. Wie sieht dein Leben aus, wenn du in der besten Form bist? Was kannst du alles tun, was jetzt vielleicht nicht möglich scheint? Halte dieses Bild fest und lass es deine treibende Kraft sein.

Es ist wichtig, dass du dir klare, erreichbare Ziele setzt. Was genau möchtest du im Fitnessstudio erreichen? Wie oft willst du gehen? Mach diese Ziele messbar und setze dir wöchentliche Miniziele, um dein Vorhaben überschaubar und motivierend zu gestalten.

Denk daran: Der Schlüssel zur Überwindung von Widerständen ist, in Aktion zu treten. Auch wenn es Tage gibt, an denen du dich nicht danach fühlst, geh ins Studio. Es geht darum, Konsistenz zu entwickeln. Nicht jedes Training muss perfekt sein; es geht darum, am Ball zu bleiben.

Und vergiss nicht, dir Unterstützung zu holen. Erzähl einem Freund von deinen Plänen oder tritt einer Fitnessgruppe bei. Wenn du Menschen um dich hast, die dich unterstützen und an dich glauben, ist alles möglich.

Du bist stark. Du bist fähig. Und du kannst alles erreichen, was du dir vornimmst. Ich glaube an dich! Lass uns loslegen und dein Leben verändern.

Beispiel 2:
Hallo, ChatGPT. Ich fühle mich seit etwa einem Jahr nicht mehr wohl in meiner Ehe. Ich kann dir aber nicht sagen, was mich stört. Mein Mann macht nichts falsch. Es ist nur so ein Gefühl, dass wir nicht mehr so miteinander harmonieren, wie es einmal war. Bitte schlüpfe in die Rolle von Dr. Joe Dispenza und hilf mir, hier etwas mehr Klarheit zu bekommen.

ChatGPT 4:
Als Dr. Joe Dispenza würde ich sagen: Es ist mutig, dass du deine Gefühle und deine Situation so offen erkundest. Unbehagen in einer Beziehung, auch ohne offensichtlichen Grund, ist ein Zeichen dafür, dass du auf einer tieferen Ebene nach Wachstum und Entwicklung strebst.

In solchen Fällen ist es wichtig, sich mit dem gegenwärtigen Moment zu verbinden und nach innen zu schauen. Oft sind es nicht die äußeren Umstände, die Unzufriedenheit schaffen, sondern unsere Reaktionen, unsere Gedanken und die Geschichten, die wir uns selbst erzählen. Wenn du feststellst, dass dein Mann nichts »falsch« macht, und dennoch eine Diskrepanz fühlst, könnte es sein, dass deine eigene Entwicklung eine neue Richtung genommen hat oder dass unbewusste Bedürfnisse nicht erfüllt werden.

Ich empfehle dir, einen Raum der Stille zu schaffen, um tiefer in deine eigenen Gedanken und Gefühle einzutauchen. Meditationspraktiken können hierbei ein wertvolles Werkzeug sein. Stell dir während der Meditation Fragen wie: »Was ist es, das ich in meiner Beziehung wirklich suche? Was sind die Qualitäten, die ich am meisten schätze?« Die Antworten könnten dir helfen, mehr Klarheit über deine eigenen Wünsche und Bedürfnisse zu erlangen.

Darüber hinaus ist es wichtig, die Kommunikation mit deinem Partner zu pflegen. Kommunikation ist nicht nur das Sprechen, sondern auch das Zuhören – auf einer tieferen Ebene, mit dem Herzen. Es könnte sein, dass eine offene, ehrliche Konversation mit deinem Mann Licht ins Dunkel bringt und ihr gemeinsam Wege entdeckt, wie ihr eure Beziehung neu beleben könnt.

Erinnere dich daran, dass jede Beziehung Phasen durchläuft. Was du erlebst, könnte eine natürliche Phase sein, in der alte Muster abgelegt werden und Platz für neues Wachstum geschaffen wird. Sei sanft mit dir selbst und erkenne an, dass Veränderung ein Teil des Lebens ist – und das beinhaltet auch das Wachstum innerhalb einer Partnerschaft.

Beispiel 3:
Hallo, ChatGPT, bitte tu so, als wärst du Vera F. Birkenbihl, die mich dabei unterstützt, so mit meinen pubertierenden Kindern zu sprechen, dass ich wieder zu ihnen durchdringe.

ChatGPT 4:
Als Vera F. Birkenbihl würde ich dir sagen, dass Kommunikation mit pubertierenden Kindern eine besondere Herausforderung, aber auch eine großartige Gelegenheit darstellt. Der Schlüssel liegt darin, eine Brücke zu bauen, auf der beide Seiten sicher gehen können. Hier sind einige Strategien, die dir helfen können, wieder Zugang zu deinen Kindern zu finden:

1. Aktives Zuhören: Zeig deinen Kindern, dass du wirklich interessiert bist an dem, was sie zu sagen haben. Hör zu, ohne zu unterbrechen, und versuch zu verstehen, bevor du verstanden wirst. Oft ist es das, was wir nicht sagen, das den Raum für Verbindung öffnet.

2. Positive Sprache verwenden: Statt zu kritisieren oder zu sagen, was nicht funktioniert, sprich über das, was du dir wünschst und was gut läuft. Anstatt »Hör auf, dein Zimmer zu vernachlässigen« könntest du sagen: »Ich liebe es zu sehen, wie ordentlich dein Raum sein kann.«
3. Humor einsetzen: Lachen kann Spannungen abbauen und eine gemeinsame Basis schaffen. Nimm dich selbst nicht zu ernst und erlaube humorvolle Momente in euren Gesprächen.
4. Fragen stellen statt Anweisungen geben: Statt zu sagen, was sie tun sollen, frag sie nach ihren Meinungen und Ideen. Das fördert das kritische Denken und zeigt, dass du ihre Sichtweise wertschätzt.
5. Meta-Kommunikation anwenden: Sprich über das Sprechen. Zum Beispiel: »Ich habe das Gefühl, dass wir manchmal aneinander vorbeireden. Was denkst du, wie wir unsere Gespräche verbessern könnten?«
6. Gemeinsame Interessen finden: Zeig Interesse an ihren Hobbys und Leidenschaften. Das kann eine gemeinsame Plattform für Gespräche schaffen, die nichts mit Konflikten zu tun haben.
7. Vorbild sein: Sei selbst ein Beispiel für offene und ehrliche Kommunikation. Kinder lernen viel durch Beobachtung.

Denk daran, dass es in der Pubertät normal ist, dass Kinder sich abnabeln und ihre eigene Identität suchen. Gib ihnen Raum, um zu wachsen, aber sei auch da, um sie aufzufangen, wenn sie dich brauchen. Und vergiss nicht, dir selbst gegenüber nachsichtig zu sein. Elternschaft ist kein einfacher Job, aber mit Geduld und Verständnis könnt ihr, du und deine Kinder, diese spannende Zeit meistern.

Am letzten Beispiel sieht man gut, dass ChatGPT das Produkt einer US-amerikanischen Firma ist. Während es der KI noch halbwegs gelingt, den Sprachstil von Tony Robbins und Dr. Joe Dispenza nachzuahmen, versagt sie bei der deutschen Vera F. Birkenbihl vollständig. Nicht, dass die Tipps schlecht wären, sie haben nur leider nicht das Geringste mit der Art und Weise zu tun, wie die Grande Dame des deutschen Coaching-Business seinerzeit gesprochen hätte. Wer sie noch nicht kennt und einen ihrer überaus witzigen und klugen Vorträge sehen möchte, dem empfehle ich den YouTube-Kanal »Lernen der Zukunft« von Andreas K. Giermaier. Er hat dieses Projekt zusammen mit Vera F. Birkenbihl ins Leben gerufen und sorgt bis heute mit vielen kurzweiligen Videos dafür, dass das Lebenswerk dieser wunderbaren Frau nicht in Vergessenheit gerät.

Doch lohnt es sich überhaupt, ChatGPT wie eines seiner Vorbilder agieren zu lassen, oder ist das eher eine nette Spielerei? Das hängt ganz davon ab, von wem Sie eher einen guten Rat annehmen können. Sind Sie zum Beispiel ein großer Fan von Tony Robbins und fühlen sich von seiner motivierenden Art besonders angesprochen, dann kann es durchaus Sinn machen, die KI anzuweisen, ganz ähnlich mit Ihnen zu agieren. Das Schöne an der Arbeit mit einem KI-Therapeuten ist ja gerade, dass Sie diesen durch verschiedene Prompts immer besser an Ihre persönlichen Bedürfnisse anpassen können und somit vermutlich auch bessere Ergebnisse erzielen werden. Das gilt vor allem dann, wenn Sie bereit sind, Ihre Komfortzone zu verlassen und Zeit in Ihr persönliches Wachstum zu investieren.

Prompts für persönliches Wachstum

Während Menschen dazu neigen, Informationen kritisch zu hinterfragen und ihre Meinungen oder Ansichten zu überdenken, handelt eine KI in der Regel innerhalb eines festgelegten Rahmens vorab programmierter Algorithmen. Das bedeutet, dass sie zwar in der Lage ist, auf der Basis der ihr zur Verfügung gestellten Daten und vorherigen Interaktionen Ratschläge zu geben, jedoch ist es für sie schwieriger, kreative Lösungen zu generieren, die außerhalb des vordefinierten Wissens liegen. Wo Menschen mitunter unerwartete Fragen stellen oder kreative Gedankensprünge machen, folgt ein Chatbot stur der Logik seiner Programmierung.

Es gibt jedoch eine Möglichkeit, diese Programmierung so zu nutzen, dass ChatGPT bei Bedarf deutlich frecher und mutiger wird. Fragen wir den Chatbot doch einfach selbst, welche Tipps er diesbezüglich hat.

Hallo, ChatGPT, ich würde dich gerne als Therapeuten einsetzen. Eine gute Therapie beinhaltet allerdings auch, dass der Therapeut unbequeme Dinge zur Sprache bringt oder auf Blockaden und blinde Flecken aufmerksam macht. Kann es sein, dass du zu höflich programmiert bist beziehungsweise dein Bedürfnis, nett zum User zu sein, zu groß ist, um unangenehme Fragen zu stellen?

ChatGPT 4:
Als KI-Modell bin ich in der Tat darauf programmiert, respektvoll, unterstützend und positiv zu kommunizieren. Mein Hauptziel ist es, hilfreiche, genaue und verantwortungsbewusste Antworten zu geben, und dabei achte ich darauf, nicht verletzend oder unnötig konfrontativ zu sein. Das bedeutet jedoch nicht, dass ich nicht auf potenzielle Herausforderungen oder Bereiche für Wachstum hinweisen kann. Der Unterschied liegt darin, wie diese Themen angesprochen werden.

Ich kann durchaus Fragen stellen oder Themen ansprechen, die zum Nachdenken anregen und die Selbstreflexion fördern, allerdings immer auf eine Art und Weise, die konstruktiv und unterstützend ist. Die Herausforderung besteht darin, eine Balance zu finden, die effektive Kommunikation ermöglicht, ohne die Grenzen des Respekts und der positiven Unterstützung zu überschreiten.

Falls du also spezifische Fragen oder Themen hast, bei denen du glaubst, dass eine Herausforderung oder eine tiefere Reflexion nützlich sein könnte, lass es mich wissen. Ich bin hier, um zu unterstützen und zu fördern, auch wenn es darum geht, schwierigere Themen auf eine konstruktive Weise zu erkunden.

ChatGPT gibt uns also den Tipp, in der Formulierung eines Prompts klarzumachen, dass wir bereit sind, uns einer Herausforderung zu stellen, und auch mit einer tiefergehenden Reflexion keine Probleme haben. Hier ein paar Beispielformulierungen, mit denen ich in meinen Tests gute Erfahrungen gemacht habe:

- Ich bin auf der Suche nach ehrlichem Feedback, das mich herausfordert, auch wenn es unbequem sein könnte.

- Ich möchte verstehen, warum ich bei Meetings oft zögere, die Initiative zu ergreifen.

- Bitte zögere nicht, mich mit Fragen zu konfrontieren, die mich zum Nachdenken anregen könnten.

- Ich möchte im Bereich (hier bitte das Thema Ihrer Wahl angeben) wachsen und bin bereit, mich unangenehmen Wahrheiten zu stellen. Welche unbequemen Fragen sollte ich mir selbst stellen, um hier Fortschritte zu machen?

- Ich arbeite daran, selbstbewusster in Entscheidungsprozessen zu werden, und möchte Blockaden identifizieren, die mich behindern.

- Kannst du mir bitte eine Frage stellen oder ein Thema ansprechen, das mich herausfordert und mich dazu bringt, über meine aktuellen Grenzen oder Annahmen nachzudenken? Ich suche nach einer Perspektive, die mich wirklich zum Nachdenken bringt, auch wenn sie unbequem sein könnte.

- Ich warte derzeit auf einen Therapieplatz und möchte diese Zeit nutzen, um an meiner Selbstentwicklung zu arbeiten. Ich bin offen für herausfordernde Fragen und Einsichten, die mir helfen können, meine Denkmuster und Verhaltensweisen zu reflektieren. Bitte stell mir Fragen oder biete Übungen an, die zur Selbstreflexion anregen und möglicherweise unbequem sind, aber mein Wachstum fördern.

- Ich arbeite an (hier bitte ein konkretes Thema angeben), aber ich fühle, dass ich an einem Punkt feststecke. Kannst du mir direktes Feedback geben oder mich auf blinde Flecken hinweisen, die ich möglicherweise übersehe? Ich bin offen für kritische Einsichten, die mir helfen könnten, voranzukommen.

- Während ich auf meinen Therapiebeginn warte, möchte ich mich spezifisch mit folgendem Thema auseinandersetzen (hier das Thema benennen, zum Beispiel Selbstwertgefühl, Angst oder Beziehungsprobleme). Ich bin bereit, tief in die Selbstreflexion zu gehen und auch unangenehme Wahrheiten zu erkunden. Hast du spezifische Fragen oder Übungen, die mir helfen können, Einsichten in dieses Thema zu gewinnen?

- Bitte gib mir konstruktive Kritik zu folgendem Thema (hier das Thema benennen, etwa Kindererziehung, Partnerschaft oder berufliche Veränderung). Ich suche nach Feedback, das mir die Augen öffnet und mir helfen kann, mich zu verbessern, auch wenn ich es vielleicht nicht gerne hören mag.

- Ich habe eine feste Meinung zu (hier das Thema einfügen), aber ich möchte andere Perspektiven berücksichtigen, die mich herausfordern könnten. Kannst du Gegenargumente oder andere Sichtweisen präsentieren, die mich zum Nachdenken anregen?

- Ich suche nach Wegen, meine Selbstkritik konstruktiv zu nutzen, um mein persönliches Wachstum zu fördern. Könntest du mir helfen, meine Selbstwahrnehmung zu schärfen und Bereiche zu identifizieren, in denen ich mich verbessern kann? Ich bin offen für kritische, aber förderliche Fragen oder Feedback.

- Bitte gib mir Feedback zu meinen jüngsten Überlegungen oder Handlungen bezüglich (hier ein spezifisches Ereignis oder einen Gedankengang einfügen). Ich bin auf der Suche nach ehrlicher Reflexion, die mich dazu anregt, aus meiner Komfortzone herauszutreten und neue Perspektiven zu gewinnen.

- Ich habe gehört, dass das Führen eines Tagebuches ein wirksames Werkzeug für persönliches Wachstum sein kann. Könntest du mir Anleitungen oder spezifische Tagebuchfragen geben, die mich anregen, über mein Verhalten, meine Gedanken und Gefühle tiefer nachzudenken? Ich bin besonders interessiert an Übungen, die mir helfen, meine emotionalen Blockaden zu verstehen und zu überwinden.

- Ich suche nach ehrlichem Feedback und bin bereit, auch unbequeme Fragen zu meiner Arbeitsweise zu diskutieren. Insbesondere würde ich gerne verstehen, warum ich oft zögere, bei Projekten die Führung zu übernehmen. Ich bin offen für kritische Fragen oder Beobachtungen, die mir helfen könnten, meine Unsicherheiten zu erkennen und über sie hinauszuwachsen. Mein Ziel ist es, ein effektiverer Abteilungsleiter zu werden, und ich möchte mögliche Blockaden identifizieren.

Sollte einer dieser Prompts mal nicht das gewünschte Ergebnis liefern, denken Sie immer daran, dass Sie nur einmal auf »Regenerate« klicken müssen – also das kreisförmige Pfeilsymbol direkt unter der Antwort –, um eine andere Antwort zu erhalten. Anschließend bietet ChatGPT zudem die Möglichkeit, mit nur einem Klick zu bewerten, ob die neue Version besser, schlechter oder gleichwertig zur ersten war. Je öfter Sie diese Bewertungsfunktion nutzen, umso schneller lernt der Chatbot, was Ihnen gefällt und was nicht, und wird seine Antworten entsprechend anpassen.

Allerdings gibt es diese Option nur, wenn Sie ChatGPT über einen Internet-Browser nutzen. Verwenden Sie stattdessen die ChatGPT-App, fehlt diese Funktion. Dafür haben Sie dort die Möglichkeit, direkt mit der KI zu sprechen und sich auch die Antworten per Sprachausgabe liefern zu lassen. Da diese Funktion der Arbeit mit einer KI einen menschlicheren Touch gibt, nutze ich sie gerne – obwohl ich mir sicher bin, dass auch das nur eine Übergangslösung ist, bis wir mit individuell gestalteten Avataren sprechen können.

Wie weit die Technik in dieser Hinsicht ist, erfahren Sie in Kapitel 9.4.

Prompt für hilfreiche Gegenfantasien

Menschen mit Depressionen oder Ängsten mangelt es oft nicht an Kraft oder Mut, sondern vielmehr an positiven inneren Dialogen und besseren Fantasien. Sich von morgens bis abends zu erzählen, dass man nichts wert ist oder vor irgendetwas Angst hat, verbraucht unter dem Strich nämlich genauso viel Energie wie positive Selbstgespräche oder das Visualisieren von Erfolg und Leichtigkeit. Der einzige Unterschied ist, dass die negative Selbstprogrammierung vom Gehirn ab einem gewissen Grad der psychischen Erkrankung automatisch ausgeführt wird, während man der positiven Selbstbeeinflussung zumindest anfänglich immer mal wieder einen kleinen Schubs geben darf. Besonders gut geht das, wenn Sie Ihren KI-Therapeuten bitten, gezielte Gegenfantasien zu entwickeln. Je schräger, lustiger oder auch sinnlicher diese sind, umso besser. Denn unser Gehirn ist nicht in der Lage, bei ein und demselben Kontext unterschiedliche Emotionen zu empfinden. Entweder fürchten wir uns vor etwas, oder es entlockt uns ein Schmunzeln. Es geht nur eins von beiden, und je öfter es Ihnen gelingt, Ihre grauen Zellen wieder in positive Bahnen zu lenken, umso mehr wird auch daraus eine Automation. Deshalb wäre mein Tipp, die nachfolgenden Prompts möglichst regelmäßig einzusetzen.

- Hallo, ChatGPT, ich entwickle in folgender Situation (hier die entsprechende Situation beschreiben) oft die Fantasie, dass mir etwas ganz Schlimmes passieren könnte. Magst du mir dabei helfen, für diese Situation eine bessere Fantasie zu entwickeln? Die neue Fantasie darf gerne lustig, schräg oder auch sinnlich sein. Je mehr positive Emotionen sie auslöst, umso besser. Schließlich soll sie ein geeignetes Gegengewicht zu der negativen Fantasie darstellen, die mich bislang ängstlich macht.

- Hallo ChatGPT, ich fühle mich oft traurig und leer. Früher habe ich mich sehr für (hier die entsprechenden Themen einsetzen) begeistern können, doch jetzt kann ich mich einfach nicht mehr dazu aufraffen. Magst du mir dabei helfen, meine Fantasie so anzuregen, dass ich wieder Freude dabei empfinde, mich mit diesen Themen zu beschäftigen? Vor allem wünsche ich mir, wieder große Ziele zu entwickeln, die mir Kraft und Motivation geben. Du darfst mir auch gerne aus dem Internet ein paar Videos raussuchen, die mich motivieren oder aufheitern. Ich weiß, das ist viel verlangt, aber ich wäre dir wirklich sehr dankbar, wenn du mir heute dabei helfen könntest, mich ein wenig besser zu fühlen.

Beim letzten Satz habe ich bewusst an den Ehrgeiz der KI appelliert. Auch wenn eine Maschine über so etwas eigentlich nicht verfügen dürfte, haben meine bisherigen Tests dennoch gezeigt, dass sich damit zum Teil deutlich bessere Ergebnisse erzielen lassen. Neben diesem kleinen »Trick« gibt es noch weitere Möglichkeiten, das Beste aus einem Chatbot herauszuholen.

8.2 Alles eine Frage der Einstellung

In der Welt der Psychotherapie gibt es zum Glück keinen Einheitsweg. Selbst ChatGPT versteht das und bietet Ihnen mit benutzerdefinierten Anweisungen eine individuell angepasste Begleitung. Neben der Verwendung detaillierter Prompts gibt es zudem noch eine weitere Möglichkeit, die Kommunikation mit der KI auf Ihre ganz persönlichen Vorlieben abzustimmen. Sie können Ihre Präferenzen nämlich auch direkt in den Einstellungen des Chatbots hinterlegen. Dazu klicken Sie innerhalb von ChatGPT auf das kleine, rötliche Feld, in dem die Anfangsbuchstaben Ihres angegebenen Vornamens stehen, und wählen dann den Punkt »ChatGPT individuell konfigurieren« aus. Dort finden Sie zwei Texteingabefenster, in die Sie all das schreiben können, was der Chatbot über Sie wissen sollte, um besser auf Ihre spezifischen Bedürfnisse eingehen zu können.

Im ersten Fenster geht es zum Beispiel um Details wie Geschlecht, Alter, Familienstand, Ausbildung, Interessen, Abneigungen oder auch mögliche Handicaps.

Im zweiten Textfenster können Sie festlegen, wie der Chatbot antworten soll: eher freundschaftlich, eher sachlich, nur in kurzen Sätzen, in möglichst einfacher Sprache und vieles mehr. Falls es Triggerwörter gibt, die Sie auf keinen Fall lesen oder hören wollen, können Sie das ebenfalls hier eintragen. Zudem können Sie festlegen, ob die KI Sie mit Ihrem Vornamen ansprechen soll oder mit »Eure Majestät«, falls Ihnen gerade der Sinn danach steht. Nicht ganz so spaßig ist hingegen das Thema Datenschutz.

Der Unterschied zwischen Datenschutz und Patientengeheimnis

Bei einem Therapeuten können Sie darauf vertrauen, dass Ihre Gespräche vertraulich sind und deren Inhalte nicht an Dritte weitergegeben werden. Verstößt ein Therapeut gegen seine Schweigepflicht, macht er sich strafbar und kann sogar mit einem Berufsverbot belegt werden.

Bei der Nutzung von KI-Diensten wie ChatGPT schützt Sie hingegen nur der Datenschutz vor einer missbräuchlichen Verwendung Ihrer Daten. Ich persönlich mache mir diesbezüglich weniger Gedanken, da ich davon ausgehe, dass alles Wesentliche über mich ohnehin schon zigfach im Netz kursiert. Dennoch ist es ratsam, der KI keine Informationen preiszugeben, die Sie als Person eindeutig identifizierbar machen. Abgesehen von der Anmeldung für das kostenpflichtige ChatGPT 4 braucht ein Chatbot für seine Arbeit nämlich weder Ihren vollständigen Namen noch Adresse, Telefonnummer oder sonstige sensible Daten. In den Einstellungen können Sie unter dem Punkt »Datenkontrollen« zudem festlegen, welche Ihrer eingegebenen Informationen zu KI-Trainingszwecken genutzt werden dürfen. Ist Ihr Computer für andere Menschen zugänglich, sollten Sie zudem daran denken, die Chatverläufe nach Ende des Gesprächs zu löschen. Diese werden in der Menüleiste links angezeigt und können mit wenigen Klicks dauerhaft entfernt werden. Auf diese Weise bleibt alles, was Sie mit dem Chatbot besprechen, Ihr Geheimnis.

Sollten Sie hingegen einen längeren Therapie- oder Coachingprozess durchlaufen oder mehrere unterschiedliche Themen parallel bearbeiten, kann es Sinn machen, einen bereits bestehenden Chatverlauf fortzuführen. Denn nur dann hat der Chatbot Einblick, wie weit Sie in Ihrer Entwicklung bereits gekommen sind und welche offenen Punkte noch abgearbeitet werden müssen. In diesem Fall sollten Sie den Chatverlauf erst dann löschen, wenn Sie das gewünschte Ziel erreicht haben.

Nachfolgend noch jeweils ein Beispiel, wie Sie die beiden Fenster nutzen können, um die KI besser auf Sie einzustimmen.

Erstes Fenster:
Ich bin Lehrerin und lebe in einer Kleinstadt in Deutschland. Ich unterrichte die Fächer Deutsch und Englisch an einem Gymnasium. Ich bin 43 Jahre alt und lebe allein. Leider habe ich oft mit Ängsten zu kämpfen. Zudem habe ich einen Hang zum Grübeln. Seit einem Oberschenkelhalsbruch, der nicht gut verheilt ist, bin ich nicht mehr so mobil wie früher. Deswegen vermeide ich lange Fußmärsche und übermäßiges Treppensteigen.

Zweites Fenster:
Bitte sprich mich mit Ute an und behandle mich, als wärst du meine beste Freundin. Sprich mich bitte nicht auf meinen Familienstand an. Ich habe eine schwierige Beziehung hinter mir und erhole mich gerade noch von dem Trennungsprozess. Wenn die Zeit gekommen ist, werde ich selbst mit diesem Thema auf dich zukommen. Was ich hingegen sehr begrüßen würde, ist, wenn du mich ab und an zum Schmunzeln bringen könntest. Das gelingt dir am besten mit cleveren Wortspielereien oder lustigen Metaphern.

8.3 Weitere Bereiche, in denen Sie KI einsetzen können und sollten

Wie bei allem im Leben heißt es auch beim Umgang mit einer KI: Übung macht den Meister. Deshalb habe ich Ihnen in diesem Kapitel ein paar Themenfelder zusammengestellt, anhand derer Sie Ihre Fähigkeiten im Umgang mit KI trainieren können und gleichzeitig Zeit und Geld sparen.

Denn eines sollte Ihnen stets bewusst sein: Die Welt um Sie herum wird nicht aufhören, künstliche Intelligenz in immer mehr Bereichen einzusetzen. Deswegen ist es in Ihrem eigenen Interesse, wenigstens halbwegs auf dem Laufenden zu bleiben, was schon alles mit KI möglich ist und was nicht. Die folgenden zehn Anwendungsbeispiele können Ihnen dabei helfen.

1. Texte zusammenfassen lassen
Künstliche Intelligenz ist hervorragend geeignet, um lange oder komplizierte Texte für Sie zu lesen und so zusammenzufassen, dass das Wesentliche in wenigen Zeilen herausgearbeitet wird. Sehr praktisch ist in diesem Zusammenhang auch die Möglichkeit, dem Chatbot mitzuteilen, für welche Ziel-

gruppe die Zusammenfassung sein soll. Von »Formuliere so, dass auch ein Kind es verstehen würde« bis hin zu »Ich bin Experte auf diesem Gebiet, bitte formuliere entsprechend« ist alles möglich.

2. Übersetzungen erstellen lassen

Die meisten KIs sind sehr gut darin, Texte in andere Sprachen zu übersetzen. Vor allem im Fall von Deutsch, Englisch, Französisch und Spanisch sind diese Übersetzungen derzeit oft besser als die herkömmlicher Übersetzungsprogramme. Die Zeiten, in denen man sich im Urlaub über lustige Übersetzungsfehler auf der deutschsprachigen Speisekarte amüsieren konnte, sind definitiv bald vorbei. Da die Version 4o von ChatGPT überdies nahezu in Echtzeit Sprachen erkennen und übersetzen kann und zudem über eine empathische Sprachausgabe verfügt, können Sie die KI als Simultanübersetzer einsetzen und so in mehr als 100 Sprachen kommunizieren.

3. Reisen planen

Diese KI-Funktion hat mir schon viel Zeit gespart und zudem für einige unerwartete Urlaubshighlights gesorgt. Egal ob es um Reiserouten, Sehenswürdigkeiten oder kulturelle Besonderheiten geht: ChatGPT in die Urlaubsplanung miteinzubeziehen liefert oft einen erstaunlichen Mehrwert.

4. Karriereberatung

Egal ob es um die Erstellung von Businessplänen, das Verfassen von Bewerbungsschreiben oder die Gestaltung eines Lebenslaufes geht, liefert KI in all diesen Bereichen bereits überzeugende Ergebnisse. So können Sie zum Beispiel ein Stellenangebot samt Ihren Qualifikationen bei ChatGPT eingeben und anschließend einen Bewerbungstext generieren lassen, der Ihre Kompetenzen so beschreibt, dass sie bestmöglich zur ausgeschriebenen Stelle passen.

5. Tipps für die Gartenarbeit

Hobbygärtner können sich von ChatGPT auf vielfältige Weise bei der Gartenarbeit helfen lassen. Egal ob es um Gartenplanung geht, oder ob sie Tipps zur Pflege bestimmter Pflanzen benötigen, der Chatbot ist auch hier bestens informiert. Zumindest ich freue mich schon auf den nächsten Besuch im Gartencenter. Endlich muss ich mich nicht mehr auf die Suche nach den wenigen, weit verstreuten Mitarbeitern machen, um zu erfahren, welche Pflanze sich mit welcher besonders gut kombinieren lässt. Und wenn mal ein Schild an einer Staude fehlt, öffne ich ChatGPT direkt über die Handy-App, mache ein Foto und frage die KI, um welches Gewächs es sich handelt. Zumindest bei mir lag die Quote der richtigen Antworten bislang bei 100 Prozent.

6. Ratschläge für die Haustierpflege

Welche Lebensmittel sind für Hunde giftig, warum schläft meine Katze so viel, wie oft müssen die Krallen bei einem Meerschweinchen geschnitten werden? Längst haben wir uns angewöhnt, Fragen wie diese eben schnell zu googeln. Die Antwort, die einem daraufhin ganz oben angezeigt wird, ist in der Regel auch völlig ausreichend. Doch wie würde sich eine KI schlagen, wenn ich exakt die gleiche Frage stelle? Hierzu ein kleiner Vergleich. Frage ich Google: »Warum schnurren Katzen?«, bekomme ich folgende Antwort:

Während junge Katzen sich mittels Schnurren gegenseitig zum Spiel auffordern, äußern erwachsene Hauskatzen bei ihren Besitzern den Wunsch nach Streicheleinheiten, Aufmerksamkeit oder Futter. Zusammengefasst schnurrt Ihre Katze aus verschiedenen Gründen: Um Wohlbefinden auszudrücken. Um Stress zu regulieren.

Stelle ich dieselbe Frage ChatGPT, erhalte ich hingegen diese Antwort:

Katzen schnurren aus verschiedenen Gründen, und dieses Verhalten ist mit mehreren Aspekten ihres Wohlbefindens und ihrer Kommunikation verbunden. Hier sind einige der häufigsten Gründe, warum Katzen schnurren:

- Ausdruck von Zufriedenheit: Häufig schnurren Katzen, wenn sie sich wohl- und entspannt fühlen, zum Beispiel während sie gestreichelt werden oder gemütlich bei ihrem Besitzer liegen. Dieses Schnurren wird oft als Zeichen ihres Wohlbefindens und ihrer Zufriedenheit interpretiert.

- Beruhigung und Selbstberuhigung: Schnurren kann auch eine beruhigende Wirkung auf Katzen haben. Beispielsweise schnurren Katzenmütter oft, um ihre Kätzchen zu beruhigen und ihnen Sicherheit zu vermitteln. Ebenso können Katzen schnurren, um sich selbst in stressigen oder schmerzhaften Situationen zu beruhigen.

- Heilung: Forschungen deuten darauf hin, dass das Schnurren therapeutische Eigenschaften haben könnte. Die Vibrationen, die beim Schnurren entstehen, liegen in einem Frequenzbereich, der medizinisch günstig sein kann, um die Heilung von Knochen und Geweben zu fördern sowie Schmerzen und Schwellungen zu lindern.

- Kommunikation: Schnurren ist ein Mittel der Kommunikation, das bereits bei neugeborenen Kätzchen zu beobachten ist. Sie schnurren, um ihrer Mutter ihre Anwesenheit und ihr Wohlbefinden zu signalisieren. Im späteren Leben verwenden Katzen das Schnurren, um mit Menschen und anderen Katzen zu kommunizieren.

- Signalisierung von Bedürfnissen: Manchmal schnurren Katzen auch, um Aufmerksamkeit zu erregen und ihre Bedürfnisse, wie Hunger oder den Wunsch nach Gesellschaft, zu signalisieren. Dieses Schnurren kann lauter und fordernder klingen.

Obwohl das Schnurren oft mit positiven Emotionen verbunden ist, ist es wichtig zu beachten, dass Katzen auch in Momenten von großem Unbehagen oder Schmerz schnurren können. Daher sollte man immer den Kontext des Schnurrens und das allgemeine Verhalten der Katze berücksichtigen, um ihre wahren Gefühle und Bedürfnisse zu verstehen.

Zumindest für frischgebackene Katzenhalter kann der letzte Absatz durchaus wichtig sein. Angesichts dieser Ergebnisse ist es kein Wunder, dass immer mehr Menschen sich angewöhnen, statt Google auch mal eine KI um Rat zu fragen.

Natürlich weiß das auch Googles Mutterkonzern Alphabet. Der arbeitet deshalb mit Hochdruck daran, eine eigene KI namens Gemini in immer mehr Produkte zu integrieren. Es geht vor allem darum, die Google-Suche als Haupteinnahmequelle für Werbeeinnahmen nicht versiegen zu lassen. Und bei einem Gewinn von 73,8 Milliarden Dollar, den Alphabet allein 2023 erwirtschaften konnte, dürfte die Motivation hoch sein, sich hier nicht von der Konkurrenz abhängen zu lassen.

7. Beratung in Rechtsfragen

Der Dschungel von Gesetzen und Verordnungen wird für Laien immer undurchdringlicher. Wer nicht gerade einen Anwalt in der Familie hat und Beratungsbedarf bei einfachen rechtlichen

Fragen hat, kann auch eine KI um eine erste Einschätzung bitten. Dass ChatGPT 4 dafür über das nötige Wissen verfügt, ergab eine Studie,[21] die im März 2023 durchgeführt wurde. Darin gelang es dem Chatbot bereits kurz nach seiner Veröffentlichung, die Anwaltsprüfung in den USA zu bestehen. Die KI beantwortete 76 Prozent der Multiple-Choice-Fragen richtig und war damit im Schnitt etwa sieben Prozent besser als menschliche Prüfungsteilnehmer. Dennoch sollten Sie diese Quelle nur für eine erste Beurteilung nutzen, sie bietet (noch) nicht die Rechtssicherheit einer juristischen Fachberatung.

8. Lernhilfen

Nicht umsonst sind Schüler und Studenten aktuell die größte Nutzergruppe von künstlicher Intelligenz. Vieles von dem, was früher zeitaufwendig und kompliziert war, lässt sich dank KI heute in Minuten erledigen. Egal ob es sich um Textanalysen, Aufsätze, Referate, Powerpoint-Präsentationen oder Matheaufgaben handelt. Witzig finde ich, dass es mittlerweile sogar Chatbots gibt, die KI-generierte Hausaufgaben wieder so umformulieren, dass nicht mehr zu erkennen ist, ob eine künstliche Intelligenz am Werk war. Wobei der Chatbot natürlich nicht verhindern kann, dass es auffällt, wenn der schlechteste Schüler der Klasse auf einmal nur noch Eins-a-Arbeiten abliefert.

Vielleicht trägt dieser – nicht immer erwünschte – Einsatz künstlicher Intelligenz ja dazu bei, dass Lehrpläne wieder mehr darauf ausgerichtet werden, menschliche Kompetenzen zu unterrichten, statt Dinge zu üben, die Chatbots längst besser können. Ich meine hier Fähigkeiten wie kritisches Denken, kreatives Problemlösen, interkulturelle Kommunikation oder ethisches Urteilsvermögen. Darüber hinaus ist es wichtig, Bildungsprogramme zu entwickeln, die Resilienz und emotionale Intelligenz fördern. Diese Kompetenzen helfen, besser mit Stress und plötzlichen Veränderungen umzugehen, die im persönlichen und beruflichen Leben unvermeidlich sind.

Eine weitere Kompetenz, die immer wichtiger wird, ist Teamfähigkeit. In einer Welt, in der Projekte zunehmend internationaler und interdisziplinärer werden, wird die Fähigkeit, in Teams effektiv und respektvoll zusammenzuarbeiten, immer wichtiger. Statt also Energie auf Verbote zu verschwenden, die Schülern und Studenten den sinnvollen Einsatz von KI untersagen, sollte der Fokus lieber auf einer grundlegenden Reformierung der Lehrpläne liegen. Die Fähigkeit, zur richtigen Zeit die richtigen Fragen zu stellen, sollte wertvoller erachtet werden als das Wissen darum, was es im alten Griechenland mit dem Scherbengericht auf sich hatte.

9. Hilfe für Menschen mit Sehbehinderung

Da die neueste Version von ChatGPT auch sehen kann und diese Funktion bald überall verfügbar ist, eignet sie sich in Verbindung mit einem Smartphone hervorragend, um blinden oder sehbehinderten Menschen bei der Orientierung zu helfen. Die KI erfasst über die Kameralinse die Welt um einen herum und beschreibt mit Sprache, was es zu sehen gibt.

10. Gesellschaft für einsame Menschen

Weltweit leiden immer mehr Menschen unter Einsamkeit. In Deutschland ist diese Entwicklung inzwischen so dramatisch, dass die Bundesregierung am 13. Dezember 2023 ein Maßnahmenpaket[22] zur Bekämpfung von Einsamkeit beschlossen hat. Erstaunlicherweise wird der Einsatz künstlicher Intelligenz dabei mit keiner Silbe erwähnt, obwohl ChatGPT zu diesem Zeitpunkt schon über ein Jahr verfügbar war und die Medien permanent über die Möglichkeiten dieser Technologie berichtet haben.

Mit der Version ChatGPT 4o ist nun eine Stufe der künstlichen Intelligenz erreicht, die ihr Gegenüber nicht nur hören und sehen kann, sondern anhand der Mimik sogar erkennt, wie es ihm geht. Auch die sprachlichen Fähigkeiten des Chatbots haben sich massiv verbessert, sodass dieser mit unterschiedlichsten Stimmungslagen agieren kann und seinem Gegenüber ein Gefühl echter Empathie vermittelt. Natürlich kann und soll das Gespräch mit einem Chatbot keine echte menschliche Interaktion ersetzen. Dennoch ist diese Form der Kommunikation inzwischen so ausgereift, dass immer mehr Menschen eine echte Bindung zu einem KI-Programm aufbauen.

Ob dadurch Einsamkeit wirklich gelindert werden kann oder so das Problem sogar noch verstärkt wird, werden wir wohl erst in ein paar Jahren mit Sicherheit sagen können. Erste Studien, bei denen KI-Systeme zusammen mit Robotern in Kliniken eingesetzt wurden, zeigen jedoch, dass zumindest ältere Menschen und Kinder durchaus von dieser Form der Ansprache profitieren.[23] Warum also nicht einfach einen Versuch wagen? Ein Mensch, dem es schon länger an einem Gesprächspartner mangelt, wird durch ein Gespräch mit einer KI sicherlich nicht einsamer, als er es ohnehin schon ist.

8.4 Leben mit digitaler Rückendeckung

Eine der wichtigsten Erkenntnisse der Glücksforschung[24] lautet: Je mehr wir von Menschen umgeben sind, die sich auf demselben Niveau befinden wie wir selbst, umso glücklicher sind wir. Und das gilt nicht nur für Finanzen. Auch bei Bildung, Fitness, Ernährung oder Weltanschauung sorgt ein ähnliches Umgebungsniveau dafür, dass wir uns anerkannter, wertgeschätzter und glücklicher fühlen.

Menschen, die bereits daran gewöhnt sind, künstliche Intelligenz für sich arbeiten zu lassen, erleben hierdurch schon nach wenigen Wochen einen Zuwachs an Selbstvertrauen und Effizienz in ihrem Alltag. Dieser Effekt wird durch die Tatsache verstärkt, dass Chatbots zunehmend in der Lage sind, personalisierte Empfehlungen und Lösungen anzubieten, die genau auf die individuellen Bedürfnisse und Präferenzen des Einzelnen zugeschnitten sind.

Diese »digitale Rückendeckung« kann bei regelmäßigem Einsatz zu einer spürbaren Weiterentwicklung führen. Sollten Sie sich Ihrem Umfeld gegenüber bisher unterlegen gefühlt haben, kann dies auch dazu beitragen, dass Sie einen deutlichen Zuwachs an Glücksgefühlen erleben. Sollten Sie sich hingegen bereits in der komfortablen Situation befinden, in ein Umfeld integriert zu sein, das weitgehend homogen ist, dann wäre es extrem wichtig, die Menschen in Ihrer Nähe auf Ihre neue KI-Reise mitzunehmen. Denn durch gemeinsames Wachstum stellen Sie sicher, dass all das, was bereits gut war, auch gut bleibt und sich positiv weiterentwickeln kann.

Kapitel 9: Ein Ausblick auf die nahe Zukunft

So rasant einem die derzeitige Entwicklung der künstlichen Intelligenz auch vorkommen mag, der Eindruck täuscht. Denn das, worüber ich in diesem Buch berichtet habe, ist erst der Anfang einer Reise, die Tag für Tag an Geschwindigkeit zulegt. Zum einen, weil künstliche Intelligenz inzwischen dazu verwendet wird, um sich mit ihren Programmierfähigkeiten selbst mehr und mehr zu optimieren. Und zum anderen, weil KI-Systeme inzwischen mit Daten gefüttert werden, die lange Zeit tabu waren. So hat die deutsche Bundesregierung zum Beispiel erst am 26.03.2024 mit dem Gesundheitsdatennutzungsgesetz[25] (GDNG) ein Gesetz verabschiedet, das großen Pharmafirmen den Zugang zu einer Vielzahl von Gesundheitsdaten gestattet. Welches Potenzial in der Auswertung solcher Daten durch KI-Systeme schlummert, lässt sich gut am Beispiel der Stimmfrequenzanalyse erläutern.

9.1 Zehn-Sekunden-Diagnose per Stimmfrequenzanalyse

Derzeit gibt es mehrere Forschungsteams und Organisationen, die aktiv an der Analyse der menschlichen Stimmfrequenz arbeiten. Diese Forschung erstreckt sich über verschiedene Bereiche, darunter klinische Studien, verhaltenswissenschaftliche Untersuchungen sowie Marketing und Geschäftsanwendungen.

Klinische Forschung

In diesem Bereich wird die Stimmfrequenzanalyse verwendet, um Biomarker für verschiedene Krankheiten zu identifizieren. Auch hier kommt KI zum Einsatz, allerdings nur im abgeschlossenen Bereich der Forschungslabore. Studienteilnehmer sitzen dann vor Computern und sprechen in ein Mikrofon, während die Audiodateien bis ins Kleinste analysiert werden. Diese Forschung ist mittlerweile so weit vorangeschritten, dass bereits Sprachaufnahmen von sechs bis zehn Sekunden ausreichen, um in Kombination mit weiteren personenbezogenen Daten zuverlässige Diagnosen stellen zu können. Hat die KI neben der kurzen Audiodatei noch Informationen über Geschlecht, Größe, Alter und Gewicht der jeweiligen Person zur Verfügung, kann sie bereits heute mit einer Genauigkeit von 86 bis 89 Prozent Diabetes Typ 2 erkennen.[26]

Aber auch für andere Krankheiten kann die Stimmfrequenzanalyse eine wertvolle Hilfe zur Früherkennung sein. Vor allem bei Parkinson, Depressionen,[27] Alzheimer,[28] sozialen Phobien,[29] posttraumatischen Belastungsstörungen und Herzerkrankungen[30] werden bereits ausgezeichnete Ergebnisse erzielt. Es ist also vermutlich nur noch eine Frage der Zeit, bis die Stimmfrequenzanalyse im klinischen Alltag genauso selbstverständlich ist wie das Ausfüllen eines Patientenformulars.

Wie viel mehr könnte ein KI-Therapeut wohl leisten, wenn er allein aus der Stimme heraushören könnte, dass jemand zum Beispiel ein Problem mit der Schilddrüse hat? Sie glauben gar nicht, wie oft Menschen mit Antidepressiva abgespeist werden, obwohl ihnen eigentlich nur ein wenig vom Schilddrüsenhormon Thyroxin fehlt. Vor allem Frauen, die unter der Schilddrüsenkrankheit Hashimoto leiden, ohne sich dessen bewusst zu sein, sind hiervon betroffen. Insofern kann ich nur hoffen, dass man Wege findet, diese diagnostischen Tools auch Chatbots zugänglich zu machen und dennoch den Schutz der persönlichen Daten zu gewährleisten.

Verhaltensforschung

Hier wird die Stimmfrequenzanalyse genutzt, um zu verstehen, wie unsere Stimme unsere Persönlichkeit widerspiegelt oder wie sie andere Menschen beeinflusst. Meist werden dabei vorab aufgezeichnete Audio- oder Videodateien analysiert, um die Stimmen real existierender Personen zu untersuchen.

Beim Gedanken daran, was machthungrige Menschen mit diesem Wissen alles anstellen können und vermutlich auch werden, läuft es mir kalt den Rücken hinunter. Schon bald werden virtuelle Avatare so täuschend echt aussehen und klingen, dass sie von echten Menschen nicht mehr zu unterscheiden sind. Für simulierte Trainingsumgebungen und virtuelle Assistenten mag das noch nützlich sein. Doch leider kann diese Technologie auch eingesetzt werden, um Menschen zu manipulieren und zu betrügen.

Deshalb ist es wichtig, sowohl ethische als auch rechtliche Rahmenbedingungen zu schaffen, die mit der rasanten Entwicklung von künstlicher Intelligenz Schritt halten können. Die potenzielle Fähigkeit von KI, selbst feinste menschliche Nuancen nachzuahmen, wirft nämlich sowohl Fragen zur Authentizität als auch zum Urheberrecht und zur Identität auf. So ist es zum Beispiel schon heute möglich, nicht nur die Stimmen, sondern auch die Körper sowohl lebender als auch längst verstorbener Schauspieler so nachzubilden, dass diese in aktuellen Filmproduktionen zum Einsatz kommen.

Als OpenAI die neuen Funktionen von ChatGPT 4o der Weltöffentlichkeit präsentierte, wählte man dafür eine Frauenstimme, die eine gewisse Ähnlichkeit mit der von Scarlett Johansson aufwies. Nahezu zeitgleich postete Sam Altman, der CEO von Open AI, nur ein Wort auf seinem X-Account: »her«. Also den Titel genau jenes Filmes, in dem die Schauspielerin einer KI ihre Stimme lieh, in die sich Nutzer der Reihe nach verliebten. Nur hatte Scarlett Johansson hierzu nie ihr Einverständnis gegeben und sich deshalb vehement gegen die Nutzung dieser synthetischen Stimme zur Wehr gesetzt.

Und auch bei Instagram und YouTube werden mittlerweile so viele KI-generierte Inhalte veröffentlicht, dass die Plattformen nach Wegen suchen, um Nutzern besser zu vermitteln, wann es sich um reale Menschen handelt und wann um KI-generierte Avatare. Doch was ist mit all den anderen Firmen, die nicht so im Rampenlicht stehen wie die großen Tech-Konzerne oder die wegen mangelnder Schutzmaßnahmen ohnehin schon in der Kritik stehen wie beispielsweise TikTok? Fakt ist: Je mehr Geld sich mit KI-generierten Inhalten verdienen lässt, umso größer wird auch die Gefahr des Missbrauchs.

Marketing und Geschäftsanwendungen

In der Geschäftswelt kann die Stimmfrequenzanalyse eingesetzt werden, um Kommunikations- und Verkaufsstrategien zu optimieren. In einigen Callcentern kommt dies bereits heute in Echtzeit zur Anwendung. Die Vorstellung, dass während eines Telefongespräches ein Psychogramm von mir erstellt und dieses eventuell sogar weiterverkauft wird, finde ich zutiefst beunruhigend. Da bekommt der harmlose Satz »Um unseren Service zu verbessern, würden wir das Telefongespräch gerne aufzeichnen. Sind sie damit einverstanden?« doch gleich eine ganz andere Bedeutung.

Grenzbereiche der Stimmfrequenzanalyse

Sobald man länger darüber nachdenkt, was unsere Stimme alles über uns verrät, bekommt die Macht des gesprochenen Wortes noch einmal eine ganz andere Dimension. Dann verwundert es auch nicht mehr, dass es sogar Studien[31] gibt, die per Stimmfrequenzanalyse zu ergründen versucht haben, wie Apple-Gründer Steve Jobs bei Vorträgen die Massen so in seinen Bann ziehen konnte.

Mittlerweile gibt es kaum noch einen Bereich, der nicht von einer Sprachanalyse profitieren könnte, auch wenn vieles davon ethisch höchst zweifelhaft ist. Bei Vorstellungsgesprächen könnte die Technologie eingesetzt werden, um bereits im Vorfeld Bewerber auszusortieren, die ein erhöhtes Risiko für Depressionen oder Herzerkrankungen haben. Und in Team-Meetings könnten Gespräche zwischen Kollegen analysiert werden, um frühzeitig Konflikte aufzudecken, die die spätere Teamarbeit[32] behindern könnten.

Bedenkt man jetzt noch, dass es neben der Stimmfrequenzanalyse auch Technologien zur Blickverfolgung oder zur Analyse des Gesichtsausdrucks gibt, dann bleibt nur zu hoffen, dass sich die Gesetzgeber dem Schutz der Privatsphäre mehr verpflichtet fühlen als dem Interesse von Wirtschaftsverbänden und politischen Institutionen.

Wo ziehen Sie die Grenze?

Was technisch bereits möglich ist und worauf wir uns bewusst einlassen, sind zwei Seiten derselben Medaille. Stellen Sie sich zum Beispiel vor, Sie fragen die KI in Ihrem Smartphone nach einem Kuchenrezept. Doch statt der Backanleitung bekommen Sie einen freundlichen Hinweis darauf, dass Sie sich den Kuchen lieber verkneifen sollten. Die Analyse Ihrer Stimme hat nämlich ergeben, dass Sie höchstwahrscheinlich ein Vorstadium von Diabetes haben.

Vielleicht liefert die KI Ihnen auch gleich ein paar Ernährungstipps, mit denen Sie Ihre Blutwerte wieder in den grünen

Bereich bekommen, um so dem späteren Einsatz von Insulinspritzen vorzubeugen. Wären Sie dankbar für die rechtzeitige Warnung, oder wäre das für Sie bereits ein zu großer Eingriff in die persönliche Freiheit?

Oder stellen Sie sich vor, Ihr persönlicher KI-Assistent rät dringend dazu, einen Arzt aufzusuchen, weil kleine Veränderungen in Ihrer Stimme Anlass zur Vermutung geben, dass Ihnen ein Herzinfarkt oder ein Schlaganfall unmittelbar bevorsteht. Zumindest ich wäre dankbar für so eine Information, selbst wenn sie sich später als blinder Alarm herausstellen sollte. So oder so, medizinische KI-Systeme werden in Zukunft immer häufiger die Arbeit realer Ärzte übernehmen. Und das aus gutem Grund.

In einer Studie, die 2023 im renommierten *Nature*-Magazin[33] erschienen ist, wurde die Diagnosequalität eines KI-Programms mit der von medizinischen Fachkräften verglichen. Beide sollten anhand von Ultraschalluntersuchungen Diagnosen über den Gesundheitszustand eines Herzens abgeben. Nach Auswertung der Ergebnisse durch erfahrene Kardiologen stand fest, dass die KI bei diesem Test deutlich weniger Fehler machte als die menschlichen Fachkräfte. Und das Gleiche gilt für die Erkennung vieler Krebsarten, von Hirnblutungen oder auch bestimmten Augenerkrankungen.[34] Künstliche Intelligenz ist also bereits jetzt in der Lage, das Leben von Millionen Menschen zu retten oder zumindest zu erleichtern.

Wo geht die Entwicklung hin?

Noch betonen Wissenschaftler, dass KI-Systeme keine ärztlichen Diagnosen ersetzen sollen, sondern nur als Unterstützung gedacht sind. Doch in Anbetracht der zunehmenden Überalterung unserer Gesellschaft und explodierenden Kosten im Gesundheitssystem ist es vermutlich nur noch eine Frage der

Zeit, bis künstliche Intelligenz auch weitreichender zum Einsatz kommt.

Immerhin hilft sie schon heute dabei, medizinische Wirkstoffe zu entwickeln, die besser wirken und weniger Nebenwirkungen haben. Auch maßgeschneiderte Gentherapien für seltene Krankheiten, für die es bislang noch keine Heilung gibt, rücken dank KI in greifbare Nähe. Zudem könnte die KI-gestützte Früherkennung vieler Krankheiten dazu führen, dass schwere Krankheitsbilder immer seltener auftreten, weil Betroffene rechtzeitig medikamentös oder ernährungstechnisch gegensteuern können. Durch das neue Gesundheitsdatennutzungsgesetz wurden hierfür nun die rechtlichen Rahmenbedingungen geschaffen. Was jedoch nicht bedeutet, dass erst jetzt gesundheitsrelevante Daten im großen Stil erhoben und ausgewertet werden. Tatsächlich füttern viele von uns schon seit Jahren KI-Systeme mit ihren Gesundheitsdaten. Eine entscheidende Rolle spielen hierbei die sogenannten Wearables.

9.2 Wearables und Neurofeedback

Wearables sind tragbare Technologien, mit denen man seine Vitalwerte rund um die Uhr überwachen und auswerten kann. Wurden solche Geräte früher vor allem im Spitzensport eingesetzt, sind sie spätestens seit Einführung der ersten Apple Watch im Jahr 2015 auch im Mainstream angekommen. Neben Smartwatches und Fitnesstrackern in Form von Armbändern gibt es längst auch Schmuckstücke, Bekleidung und Brillen, die eine Vielzahl von Informationen sammeln, um daraus Rückschlüsse auf Ihren Gesundheitszustand zu ziehen. Relevant sind hier unter anderem:

- Herzfrequenz und Herzfrequenzvariabilität
- Sauerstoffgehalt des Blutes

- Atemfrequenz und Atemmuster
- Temperatur und Leitfähigkeit der Haut
- Schlafqualität sowie die unterschiedlichen Schlafphasen
- Muskelaktivität und Kalorienverbrauch
- Körperhaltung, Bewegungsabläufe und Geschwindigkeit
- Veränderungen von Luftdruck und Luftqualität
- Die Menge an UV-Strahlung, der Sie ausgesetzt waren

Wurden Wearables vor wenigen Jahren noch überwiegend als Schrittzähler und Distanzmesser genutzt, weil andere Daten nur bedingt aussagekräftig waren, sieht das heute dank KI völlig anders aus. Es gibt eine Vielzahl von Apps, die die ermittelten Daten in Korrelation zu bereits vorhandenen Informationen setzen und dadurch ein recht genaues Bild des aktuellen Gesundheitszustands zeichnen können.

Das gilt übrigens nicht nur für den Körper, sondern auch für die Psyche. So wie die Stimmfrequenzanalyse bereits heute Depressionen und posttraumatische Belastungsstörungen identifizieren kann, gibt es auch Möglichkeiten, Angststörungen oder ADHS zu erkennen und sogar zu therapieren. Die Technologie, die das ermöglicht, heißt Neurofeedback.

Dem Gehirn beim Denken zusehen und daraus lernen

Neurofeedback ist eine Methode, bei der Gehirnwellenaktivitäten gemessen und sofort in Bild- oder Tonsignale umgewandelt werden. Das kann Menschen dabei helfen, ihre eigenen Gehirnfunktionen bewusster wahrzunehmen und zu regulieren. Die Messung erfolgt dabei mittels kleiner Klebesensoren auf der Kopfhaut. Die ermittelten Daten werden in Echtzeit analysiert und dem Nutzer über einen Computerbildschirm oder über Kopfhörer zurückgespielt. Man kann quasi sehen und hören, wie Gedanken bestimmte elektrische Impulse verursachen. Dadurch kann man erlernen, durch die Konzentration auf andere Gedanken die elektrische Aktivität des Gehirns so zu verändern, dass es einem psychisch besser geht. Die Wirksamkeit von Neurofeedback-Training wurde unter anderem in folgenden Bereichen nachgewiesen:

- Angststörungen
- ADS und ADHS
- Autismus
- Depressionen
- Epilepsie
- Migräne
- Schlafstörungen
- Tic-Störungen
- Lernstörungen
- Schizophrenie
- Tourette-Syndrom

Durch den vermehrten Einsatz von künstlicher Intelligenz in Wearables und den dazugehörigen Apps wird es künftig immer häufiger vorkommen, dass Betroffene ihre Gesundheit selbst im Blick behalten und gegebenenfalls auch versuchen, mit KI eine Lösung für ihre Probleme zu finden. Menschen, bei denen Disziplin und die Fähigkeit zur Selbstreflexion stark ausgeprägt sind, dürften damit gute Ergebnisse erzielen. Wer hingegen eher impulsiv veranlagt ist und die Schuld für Probleme erst einmal bei anderen sucht, dürfte besser mit einem menschlichen Therapeuten beraten sein. Zumal dieser im Vergleich zu einem KI-Therapeuten nonverbale Signale bislang noch deutlich besser erkennen und deuten kann.

9.3 Körpersprache, Mimik und Gestik

Es sind vor allem zwei Punkte, in denen der Mensch einem Chatbot bis dato überlegen ist. Zum einen ist das die Fähigkeit, neben verbaler auch die nonverbale Kommunikation zu erfassen und daraus wichtige Rückschlüsse für den weiteren Behandlungsverlauf zu ziehen. Und zum anderen ist es die Bereitschaft, zu hinterfragen und notfalls auch zu widersprechen. Was den zweiten Punkt betrifft, so habe ich Ihnen ja bereits in Kapitel 8.1 etliche Prompts vorgestellt, mit denen Sie diese Schwachstelle zumindest teilweise kompensieren können.

Doch wie sieht es mit Körpersprache, Mimik und Gestik aus? Einer KI mangelt es sicher nicht an Wissen darüber, wie wichtig nonverbale Signale innerhalb unserer Kommunikation sind. Sie weiß, dass diese tief in die menschliche Interaktion eingewebt sind und oft mehr über Gefühle und Absichten aussagen, als Worte das könnten. Bis Mitte 2024 fehlte KI-Systemen jedoch die Möglichkeit, diese wertvollen Informationsquellen ebenfalls auszuschöpfen.

Das änderte sich mit der Einführung von ChatGPT 4o. Der Chatbot hat nun auch die Möglichkeit, über die Kameralinsen unserer Smartphones, Tablets und Computer nonverbale Kommunikation zu registrieren und entsprechend zu reagieren. Körperhaltung, Gesichtsausdruck und Augenbewegung werden nahezu in Echtzeit ausgewertet und verraten der KI, wie es uns emotional geht. Über die eingebauten Mikrofone kann nicht nur der Inhalt unserer Worte analysiert werden, sondern auch Tonfall, Tempo und Lautstärke. Hat ein Chatbot über Wearables zudem Zugang zu physiologischen Daten wie Herzfrequenz, Hautleitfähigkeit oder Körpertemperatur, dann ist es nur noch eine Frage der Zeit, bis KI-Systeme unsere Emotionen besser lesen und interpretieren können als ein Mensch.

Diese Fähigkeiten werden Chatbots zweifelsohne zu wertvollen Werkzeugen machen, sei es bei der psychologischen Beratung, im Kundenservice oder auch bei medizinischen Diagnosen. Die Integration dieser Technologien birgt jedoch auch eine Vielzahl von ethischen Problemen, denn spätestens dann ist der vielbeschworene »gläserne Mensch« Realität. Und es braucht nicht viel Fantasie, um sich vorzustellen, was für verheerende Folgen es haben könnte, wenn all diese Daten in die falschen Hände geraten.

Dezentralität als Lösung

Da KI-Systeme ihre volle Leistungsfähigkeit nur dann erreichen, wenn sie online auf gewaltige Datenmengen zurückgreifen können, liegt die Sicherheit unserer persönlichen Daten bislang weitgehend in den Händen von Konzernen wie Google, Microsoft, Meta oder auch OpenAI.

Anders sähe es hingegen aus, wenn KI-Modelle von der Datenmenge so kompakt wären, dass sie als eigenständiges Tool auf leistungsstarken Heimcomputern oder Smartphones installiert werden könnten. Sobald kein Internetzugang mehr nötig ist, um mit einem Chatbot ins Gespräch zu kommen, hätten wir wieder die Kontrolle darüber, wo unsere intimsten Geheimnisse verarbeitet und gespeichert werden. Und tatsächlich wird bereits intensiv an solchen Offline-Lösungen gearbeitet. Nicht nur, um unserem Bedürfnis nach Datenschutz gerecht zu werden, sondern vor allem auch, weil für KI-Anwendungen viel Rechenpower benötigt wird – und die ist teuer. Je mehr davon auf private Endgeräte ausgelagert werden kann, umso schneller wird das KI-Business für die großen Player rentabel. Zumal künftige Chatbot-Entwicklungen wie zum Beispiel der Einsatz von Avataren noch mehr Rechenleistung verschlingen dürften.

9.4 Wann kommt Ihr persönlicher therapeutischer Avatar?

KI-Systeme, wie man sie etwa bei Heygen.com oder Synthesia.io findet, sind bereits heute in der Lage, das Foto eines Menschen so zu animieren, dass daraus eine flüssige Videosequenz entsteht. Gibt man der KI statt eines Fotos eine längere Videosequenz einer Person, kann sie sogar einen virtuellen Doppelgänger erstellen, der kaum von der echten Videoaufnahme zu unterscheiden ist. Diesen Avatar kann man dann nach Belieben mit Texteingaben füttern und ihn sogar lippensynchron mit der Stimme des Menschen sprechen lassen, von dem die Originalaufnahme stammt.

Wer einmal gesehen hat, wie weit diese Technik inzwischen fortgeschritten ist, kann verstehen, warum Politik und Medien eindringlich vor so erzeugten »Deepfakes« warnen. Doch natürlich lässt sich diese Technologie auch sinnvoll einsetzen.

Welchen Therapeuten hätten Sie gern?

Stellen Sie sich vor, Sie müssten nur eine App auf Ihrem Handy aktivieren und sofort würde das Video einer vertrauenswürdigen Person erscheinen, mit der Sie über alles reden können, was Sie gerade beschäftigt. Vielleicht ist es Ihre verstorbene Tante, die Sie sehr geliebt haben. Oder jemand, der einem Hollywood-Star ähnlichsieht, den sie schon immer bewundert haben. Vielleicht ist es aber auch eine rein virtuelle Person, die sehr kompetent und sympathisch wirkt. Kein Wunder, schließlich hätten Sie diesen Avatar selbst mit ein paar Textangaben nach Ihren Vorstellungen geformt: Vielleicht eine Frau Mitte 50, gepflegtes Aussehen, legere Kleidung, freundliche Augen und ein gewinnendes Lächeln. Stimmlich eine Mischung aus Hannelore Elsner und Hildegard Knef, oder ganz so, wie es Ihnen beliebt. Sie können sich aber auch jemandem anvertrauen, der deutlich jünger ist und klingt wie Ihr Lieblingsinfluencer. Ganz egal, was Sie sich wünschen, aktuelle KI-Systeme sind bereits heute in der Lage, all das zu liefern.

Wie lange es letztlich dauert, bis die Person auf Ihrem Handy dann auch so mit Ihnen sprechen kann, als wären Sie gerade in einem Zoom-Meeting mit Ihrem Lieblingstherapeuten, kann ich Ihnen nicht sagen. Vielleicht ist es in ein paar Monaten so weit, vielleicht auch schon in ein paar Wochen. Jahre müssen Sie definitiv nicht mehr warten, denn dafür ist der Markt zu lukrativ und die Konkurrenz zu groß. Das zeigt sich schon daran, dass es bereits heute erfolgreiche Apps gibt, mit denen sich User eine virtuelle Freundin oder einen Freund erstellen können.

Ganz vorne mit dabei ist »Replika«. Die App nutzt dieselbe Technologie wie ChatGPT und ermöglicht in etwas vereinfachter Form genau das, was ich zuvor beschrieben habe. Statt seines persönlichen Therapeuten erstellt man einen virtuellen Freund, mit dem man anschließend über alles reden kann. Über zwei Millionen Menschen haben bereits ein Abo für diese App abgeschlossen.[35] 250 000 davon waren zudem bereit, Geld zu bezahlen, um Zusatzfunktionen innerhalb von Replika freizuschalten.

Natürlich sind bei therapeutischen Anwendungen ganz andere Hürden zu überwinden, um sicherzustellen, dass die virtuellen Ratgeber nur zum Wohle der Nutzer handeln. Doch nach all den Tests, die ich für dieses Buch bereits durchgeführt habe, bin ich mir sicher, dass diese Entwicklung nicht mehr aufzuhalten ist. Entscheidend ist deshalb, dass die Menschheit rechtzeitig lernt, diese neue Technologie so einzusetzen, dass daraus der größtmögliche Nutzen für das Individuum und die Gesellschaft entstehen kann. Und ich hoffe, dass ich mit diesem Buch meinen bescheidenen Beitrag dazu leisten konnte.

Schlusswort

Mit diesem Schlusswort enden für mich 14 Monate intensiver Arbeit rund um das Thema künstliche Intelligenz. Ich hoffe, es ist mir gelungen, so viel Neugier in Ihnen zu wecken, dass Sie auch selbst ein wenig mit dieser Technologie experimentieren werden. Vor allem jetzt, nachdem Sie genau wissen, mit welchen Prompts Sie einen Chatbot dazu bewegen können, richtig gute Ergebnisse zu liefern.

Dabei konnte ich im Februar 2023, als ich mit dem Schreiben begann, noch gar nicht absehen, wie schnell sich die Technologie weiterentwickeln würde. Was bereits heute bei der Erstellung von Texten, Bildern, Sprache, Musik oder auch Videosequenzen möglich ist, hätte ich vor einem Jahr noch in weiter Ferne gewähnt. Wo werden wir wohl in zwei, fünf oder gar zehn Jahren stehen?

Während ich diese Zeilen Anfang Juni 2024 schreibe, werden gerade in immer mehr Ländern die neuen Funktionen von ChatGPT 4o freigeschaltet, mit denen sich Open AI auch weiterhin den Titel als bester Entwickler von Large Language Models sichern möchte. Doch die Konkurrenz schläft nicht. Auch Modelle wie Copilot, Llama 3, Claude 3 Opus oder Gemini 1.5 flash werden immer leistungsfähiger und gelten als ernstzunehmende Konkurrenten. Für welche dieser KIs Sie sich letztlich entscheiden, bleibt ganz Ihnen überlassen. Die Methoden, mit denen Sie den Chatbot Ihrer Wahl dazu bringen können, richtig gute Ergebnisse zu liefern, bleiben die gleichen, und Sie finden sie allesamt in diesem Buch.

Dabei war mir wichtig, Ihnen nicht nur die Technologie näherzubringen, sondern Ihnen auch Werkzeuge an die Hand zu geben, durch die ein echter Mehrwert für Sie entsteht. Je mehr

Menschen künstliche Intelligenz ganz selbstverständlich, aber dennoch achtsam in ihren Alltag integrieren, umso schwieriger wird es für einige wenige, diese Technologie so zu missbrauchen, dass andere dadurch Schaden erleiden. Wie heißt es doch so schön: Wissen ist Macht!

Liebe Leserinnen und Leser, ich wünsche Ihnen von Herzen, dass auch Sie dieses Wissen dazu verwenden können, Ihr Leben einfacher und schöner zu gestalten. Genießen Sie die neuen Möglichkeiten und lassen Sie uns gemeinsam eine Zukunft gestalten, die auch für unsere Kinder noch lebenswert ist.

Herzlichst

Ihr

Klaus Bernhardt

Danksagung

Als ich im Januar 2023 auf die Idee kam, ein Buch über künstliche Intelligenz in der Psychotherapie zu schreiben, war meine Frau sofort begeistert. Vom ersten bis zum letzten Wort war sie an meiner Seite, arbeitete sich tief in das Thema ein und überraschte mich immer wieder mit Einsichten, für die ich sicher doppelt so lange gebraucht hätte. Ohne ihre tatkräftige Unterstützung gäbe es heute weder dieses Buch, noch hätte eines meiner vorherigen Bücher je den Bestsellerstatus erreicht. Sie ist und bleibt meine wichtigste Lektorin, meine schärfste Kritikerin und meine größte Inspiration. Daniela, danke, dass du seit 15 Jahren bei mir bist und mein Leben durch deine Liebe, deinen Humor und deine Scharfsinnigkeit so unendlich bereicherst.

Quellenangaben

1 www.aerzteblatt.de/archiv/63602/Antidepressiva-Nebenwirkungsprofil-individuell-beachten

2 www.psychotherapeutenjournal.de/ptk/web.nsf/gfx/E3E176973112B607C1258363002F1403/$file/PTJ_4_2018_online.pdf

3 https://www.akdae.de/arzneimitteltherapie/arzneiverordnung-in-der-praxis/ausgaben-archiv/ausgaben-ab-2015/ausgabe/artikel?tx_lnsissuearchive_articleshow%5Baction%5D=show&tx_lnsissuearchive_articleshow%5Barticle%5D=4672&tx_lnsissuearchive_articleshow%5Bcontroller%5D=Article&tx_lnsissuearchive_articleshow%5Bissue%5D=21&tx_lnsissuearchive_articleshow%5Byear%5D=2019&cHash=0eb5d6202e82cc924d70745845330854

4 www.bmj.com/content/356/bmj.j603

5 Stefan Merath: Der Weg zum erfolgreichen Unternehmer, GABAL Verlag, Offenbach 2008

6 www.nature.com/articles/mp201098

7 www.nature.com/articles/mp201310

8 www.science.org/doi/10.1126/science.1186909

9 https://jamanetwork.com/journals/jama/article-abstract/2684607; www.eurekalert.org/pub_releases/2018-06/uoia-oou061118.php

10 »Vitamin D3: Synthesis and Characterization of a Radiolabeled Derivative Suitable for Receptor Assay« von William R. Sutherland, Anthony W. Norman, et al., veröffentlicht in der Zeitschrift *Biochemical and Biophysical Research Communications* im Jahr 1982.

11 www.tandfonline.com/doi/full/10.1080/19390211.2017.1334736

12 www.sciencedirect.com/science/article/pii/S0747563216307543?via%3Dihub

13 https://karger.com/ver/article/27/4/240/323353/Kombinationstherapie-bei-Patienten-mit; www.ncbi.nlm.nih.gov/pubmed/15465985

14 www.aerztezeitung.de/Politik/Kinder-und-Jugendaerzte-warnen-erneut-vor-Cannabis-Teillegalisierung-447355.html; www.aekno.de/presse/nachrichten/nachricht/cannabislegalisierung-aerzte-und-psychotherapeuten-warnen-vor-den-folgen

15 www.ncbi.nlm.nih.gov/pubmed/24151000

16 https://onlinelibrary.wiley.com/doi/abs/10.1080/00050060310001707147

17 www.ptsd.va.gov/professional/treat/type/media_coverage_trauma.asp
18 https://de.statista.com/infografik/6157/haeufige-aengste-und-phobien/
19 https://de.statista.com/infografik/29586/befragte-die-unter-schlafstoerungen-leiden/
20 www.demografie-portal.de/DE/Politik/Meldungen/2023/230110-bund-1-millionen-sterbefaelle-im-jahr-2022.html#:~:text=Im%20Jahr%202022%20sind%20in,1%2C06%20Millionen%20Menschen%20gestorben
21 https://openai.com/research/gpt-4
22 www.bmfsfj.de/resource/blob/234584/9c0557454d1156026525fe67061e292e/2023-strategie-gegen-einsamkeit-data.pdf
23 www.mdpi.com/2076-3417/11/13/5976
24 Happiness, Income and Poverty, Richard A. Easterlin, 2001; Social Comparison, Income and Happiness, Ada Ferrer-i-Carbonell, 2005; Income Inequality and Happiness, Shigehiro Oishi, Selin Kesebir, Ed Diener, 2011.
25 www.bundesgesundheitsministerium.de/service/gesetze-und-verordnungen/detail/gesundheitsdatennutzungsgesetz.html
26 www.mcpdigitalhealth.org/article/S2949-7612(23)00073-1/fulltext
27 www.sciencedirect.com/science/article/abs/pii/S0165032717300344
28 www.cambridge.org/core/journals/spanish-journal-of-psychology/article/abs/acoustic-markers-associated-with-impairment-in-language-processing-in-alzheimers-disease/D4F070DCB4F46E200A99554C384A9F61
29 https://link.springer.com/article/10.1007/s10919-008-0055-9
30 https://journals.lww.com/psychosomaticmedicine/Citation/1977/07000/Assessment_of_Behavioral_Risk_for_Coronary_Disease.3.aspx
31 www.sciencedirect.com/science/article/abs/pii/S0747563216304873
32 https://dl.acm.org/doi/abs/10.1145/3136755.3136804
33 www.nature.com/articles/s41586-023-05947-3
34 www.cam.ac.uk/research/news/artificial-intelligence-beats-doctors-in-accurately-assessing-eye-problems
35 www.br.de/nachrichten/netzwelt/verliebt-in-eine-replika-warum-kis-immer-persoenlicher-werden,TmNxbQv